Dieta Saludable

Una Guía Completa Para la Cocina Vegana, Detoxificación de 10 Días y Dieta de Alimentos Crudos

Cocina Vegana

*Guía Paso a Paso y Deliciosas Recetas Para
Una Alimentación Vegana Saludable*

John Carter

Derechos de Autor del Texto © John Carter

Descargo de Responsabilidad:

Tome en cuenta que la información contenida en este documento es solo para fines educativos y de entretenimiento. Se han realizado todos los intentos para proporcionar información precisa, actualizada, confiable y completa. No hay garantías de ningún tipo expresadas o implícitas. Los lectores reconocen que el autor no participa en la prestación de asesoramiento legal, financiero, médico o profesional. Al leer este documento, el lector acepta que bajo ninguna circunstancia el autor es responsable de las pérdidas, directas o indirectas, en que se incurra como resultado del uso de la información contenida en este documento, incluyendo, sin que se limite a: errores, omisiones o inexactitudes.

Aviso Legal:

Este libro está protegido por derechos de autor. Esto es sólo para uso personal. No puede modificar, distribuir, vender, usar, citar o parafrasear ninguna parte o el contenido de este libro sin el consentimiento del autor o propietario de los derechos de autor. Se emprenderán acciones legales si se infringe.

La información proporcionada en este documento se considera veraz y coherente, ya que cualquier responsabilidad, relacionada con la falta de atención o de otro tipo, por el uso o abuso de cualquier política, proceso o dirección contenida en este documento es responsabilidad exclusiva y total del lector receptor. Bajo ninguna circunstancia se hará responsable legal o legalmente al editor por cualquier reparación, daños o pérdida monetaria debida a la información aquí contenida, directa o indirectamente. Los autores respectivos son propietarios de todos los derechos de autor no mantenidos por el editor.

El autor no es un profesional con licencia, médico o profesional médico y no ofrece tratamiento médico, diagnósticos, sugerencias o

asesoramiento. La información presentada en este documento no ha sido evaluada por la Administración de Drogas y Alimentos de los EE. UU., Y no está destinada a diagnosticar, tratar, curar o prevenir ninguna enfermedad. Se debe obtener la autorización médica completa de un médico con licencia antes de comenzar o modificar cualquier programa de dieta, ejercicio o estilo de vida, y se debe informar al médico de todos los cambios nutricionales. El autor no asume ninguna responsabilidad ante ninguna persona o entidad por cualquier responsabilidad, pérdida, daño o muerte causada o supuestamente causada directa o indirectamente como resultado del uso, aplicación o interpretación de la información presentada en este documento.

Contenido

INTRODUCCIÓN: ¿QUÉ ES LA COCINA VEGANA?

La gente en nuestra sociedad moderna está preocupada por múltiples problemas. La salud y el medio ambiente son dos de los más grandes que están a la vanguardia. La gente quiere comer bien y disminuir su impacto ambiental. Las amenazas del calentamiento global y la obesidad son dos de las mayores preocupaciones.

Algunas personas deciden que quieren abordar ambos al mismo tiempo. Tomar la decisión de volverse vegano es una decisión que se toma tanto por razones de salud como ambientales y éticas.

La cocina vegana es simplemente comida que se prepara dentro de las especificaciones veganas para que respalde ese estilo de vida.

ENTONCES, ¿QUÉ SIGNIFICA SER VEGANO DE TODAS FORMAS?

Vegano es un subconjunto del vegetarianismo. Hay varios tipos diferentes. Algunos vegetarianos todavía beben leche y/o comen huevos. Pero no los veganos. Son la forma más estricta y no permiten ningún producto animal en su dieta.

Es, con mucho, la forma más desafiante porque las personas dan muchas cosas por sentado. Los huevos y la leche, por ejemplo, son ingredientes comunes para hornear. Por lo tanto, se deben hacer sustituciones para que un vegano pueda comer productos horneados.

Beneficios De Comer Vegano

Muchísimas personas se están inclinando hacia las ideas de un estilo de vida más verde, no es de extrañar que muchas personas también se estén volviendo veganas. Para la gran mayoría de la gente un estilo de vida vegano está alineado con volver a los viejos tiempos, lo cual también es considerado mucho más saludable. Si aún no estás seguro de si la idea de un estilo de vida vegano es perfecta para ti, hay varias cosas que debes considerar primero. Si solo te apresuras a tener un estilo de vida saludable sin considerar todos los beneficios de comer vegano, podrías conseguirte con una sorpresa bastante alarmante.

Muchas personas descubren la comida vegana a través de su búsqueda de una alimentación más sana. Al hacer esto, es posible encontrar un estilo de vida más saludable y garantizar que obtengas los mayores beneficios no solo para ti, sino también para el medio ambiente. Muchos grupos ecologistas afirman que ser vegano es la mejor manera de ser ecológico con tus hábitos alimenticios. En muchos sentidos, están en lo cierto y debido a esto, muchas personas están recurriendo a un estilo de vida vegano como nunca antes. Mientras que muchas gente puede que diga que vive un verdadero estilo de vida verde, aquellos que comen vegano también están viviendo el estilo de vida en lugar de solo hablar de ello.

Otros beneficios para comer vegano es la disminución en los niveles de azúcar en la sangre. Esto es algo que es extremadamente beneficioso para los diabéticos porque puede reducir sustancialmente la necesidad de usar insulina y otros medicamentos para controlar los niveles de azúcar en la sangre. Sin embargo, si estás siendo tratado por un médico por alguna razón, debes consultarle antes de cambiar significativamente tu dieta para asegurarte de que estás obteniendo todos los nutrientes y beneficios que realmente necesitas. Hacer cambios sin hablar con tu médico podría tener consecuencias devastadoras y solo tomará unos minutos de tu tiempo para garantizar que te mantengas lo más saludable posible.

Las personas que evitan comer carne también suelen perder peso mucho más rápido. Muchas de las razones de esto se deben al aumento de carbohidratos en las verduras, así como a la disminución de calorías y grasas. Además, muchas de las frutas y vegetales que son comunes en una dieta vegana también ayudan a perder peso debido a su efecto de calorías negativas. Si bien esto no es un gran beneficio para todas las personas, es algo que puede ser de gran ayuda si estás tratando de perder peso. Por supuesto, esforzarte para comer solo frutas y verduras frescas en lugar de alimentos altamente procesados ayudará a maximizar realmente el impacto negativo de calorías.

Una dieta vegana también tiene una gran ventaja de proporcionar un contenido de grasa sustancialmente menor a tu dieta. El consumo de cantidades excesivas de productos lácteos y carnes tiende a estar estrechamente acompañado por grasa; al omitir cantidades sustanciales de grasa en tu dieta, puedes hacer algunas diferencias importantes no solo para nuestra salud física, sino también para hacer grandes mejoras para reducir tu peso. Esto puede proporcionarte amplias razones para reducir tu consumo de carne si has estado luchando para controlar tu peso.

Un beneficio final es que estás consumiendo muchos más carbohidratos en una dieta vegana. Esto se ha considerado bueno porque proporciona una gran fuente de energía durante todo el día. Los alimentos como las carnes tienden a ser extremadamente bajos en carbohidratos, mientras que son mucho más altos en proteínas. Si bien la proteína es una parte esencial de tu dieta, puede demorar mucho más en digerirse, lo que permitirá engordes más rápido y tengas niveles de energía más bajos. Si, en cambio, aumentas la cantidad de frutas y vegetales que consumes, verás que tu nivel de energía aumentará significativamente. Sin embargo, aún debes asegurarte de consumir proteínas suficientes para proteger completamente tu sistema y recibir toda la nutrición que necesitas.

¿QUÉ HACE QUE LA COMIDA SEA VEGANA O NO?

Para que la comida sea estrictamente vegana, debes cumplir con ciertos criterios. Es importante tener en cuenta que hay muchos ingredientes ocultos en los alimentos. Es especialmente importante tener cuidado con estos si vas a esforzarte por cumplir una dieta vegana.

- Los veganos no comen productos de origen animal o subproductos de productos de origen animal.
- Tampoco consumen cosas como la leche y los huevos.
- Los verdaderos veganos tampoco comen pescado.
- No olvides que las abejas son un animal, por lo que los veganos tampoco pueden comer miel, jalea real y suplementos de polen de abeja.
- También hay una gran cantidad de ingredientes ocultos que tienden a abrirse paso en los alimentos, como la gelatina, la manteca de cerdo y el suero de leche.

Si eres un vegano nuevo, hacer todos estos cambios puede parecer abrumador. Pero, después de que hayas estado comiendo y cocinando a la manera vegana, serás todo un profesional.

Evitando Problemas De Salud Al Comer Vegano

Decidir tomar una nueva dieta puede considerarse un dolor y una molestia importante. Por otro lado, elegir un estilo de vida completamente nuevo y cambiar todos sus hábitos alimenticios es una historia completamente diferente. Puede ser un momento muy divertido y emocionante en tu vida, pero también es un momento en tu vida en el que requerirás un poco de esfuerzo para tomar la decisión correcta. Hay tantas formas en que la adopción de un nuevo estilo de vida puede salir mal, especialmente cuando estás cambiando significativamente los alimentos que comes. Hacer un esfuerzo para asegurarte que te mantengas saludable es extremadamente importante y necesita hacerse..

En su mayor parte, cualquier persona que elija convertirse en vegano tendrá mucho éxito. Trabajar para mantenerse saludable no es imposible, pero normalmente requerirá un poco de esfuerzo. Hay una gran cantidad de nutrientes que se proporcionan en las carnes y otros productos de animales que necesitas para estar sano. Si simplemente recurres a un estilo de vida vegano sin tener en cuenta los nutrientes y las vitaminas que ahora estás perdiendo, verás rápidamente que estás debilitando su sistema inmunológico. Presta mucha atención a lo que está comiendo y, lo que es más importante, lo que te estás perdiendo es fundamental.

La mayoría de las personas que buscan adoptar un nuevo estilo de vida tienden a hacerlo durante mucho tiempo, o de forma permanente. Esto significa que es muy importante que te asegures de que estás aprendiendo cuáles son los alimentos adecuados que te garantizen que estés lo más saludable posible. La diferencia entre un nuevo estilo de vida y una nueva dieta es que una dieta no está destinada a seguirse permanentemente. Simplemente estás en una dieta por un corto período de tiempo, en el que pretendes cumplir unos objetivos específicos. Un estilo de vida es algo que pretendes mantener, por lo que las deficiencias en un estilo de vida son mucho más importantes que una deficiencia en una dieta.

Hablar con tu médico también es extremadamente importante. Esto te ayudará a identificar cualquier necesidad específica que puedas tener. Esto sería importante porque nunca se sabe qué nutrientes son más importantes para ti y tus necesidades específicas hasta que determines en qué tipo de condición física te encuentras actualmente. Para la gran mayoría de las personas, hay pocas necesidades serias al comenzar, pero para conocer de antemano cualquier problema importante es siempre una buena idea consultar a su médico, por si acaso. Esto también te ayudará a estar sin preocupaciones.

La mayor preocupación que tendrás es la necesidad de buscar muchos nutrientes. Esto es importante, ya que te ayudará a mantener tu nivel de energía, así como también estar absolutamente seguro de que vas a obtendrás un montón de nutrientes y la salud que necesitas para mantenerte lo más saludable posible. Si te das cuenta de que no estás obteniendo una nutrición adecuada, será prácticamente imposible para ti mantener el estilo de vida que estás tratando de desarrollar.

Un poco de esfuerzo puesto en la planificación adecuada te permitirá disfrutar de tu aventura en el estilo de vida vegano. Hablar con tu médico sobre cualquier inquietud que tengas, así como realizar una amplia investigación para asegurarte de que estás al tanto de cualquier problema potencial antes de que ocurra, será un factor clave para determinar tu éxito. Cada año hay miles de personas que adoptan un estilo de vida vegano, tú también puedes unirte a ellas para llevar un estilo de vida más saludable y más verde. Pequeños cambios en tu estilo de vida pueden tener enormes impactos siempre y cuando seas cuidadoso y tomes decisiones sabias. Sin embargo, las decisiones apresuradas pueden ser muy malas para tu salud en general. Esto hará que sea extremadamente importante planificar con anticipación para asegurarte de que tomes las decisiones correctas para tu estilo de vida.

LO QUE ESTE EBOOK CUBRIRÁ

No hay duda de que una dieta vegetariana, particularmente una vegana, puede ser excelente para tu salud. Debido a la popularidad de las tiendas de alimentos saludables ya que muchos están buscando mejorar su salud, es más fácil que nunca disfrutar de una dieta vegana satisfactoria. Este eBook te enseñará cómo hacerlo.

- Lo básico sobre cómo cocinar la comida vegana de la manera correcta.

- Una visión general de los ingredientes típicos utilizados en la cocina vegana.

- Una lista de ingredientes ocultos que se deben evitar al comer una dieta vegana.

- También incluye información sobre cómo llenar una despensa vegana completa para que puedas preparar platos veganos todos los días sin problemas.

- Cubrirá las técnicas básicas de cocina necesarias para crear una variedad de comidas satisfactorias.

- Cómo armar una comida vegana completa y al mismo tiempo obtener el equilibrio correcto de vitaminas, minerales y nutrientes para su cuerpo.

- Qué hacer si tiene necesidades nutricionales especiales, como para quienes padecen de diabetes o colesterol alto.

- Recetas para que puedas empezar a cocinar de inmediato.

Como puedes ver, hay una gran cantidad de información sobre cómo disfrutar de una dieta vegana. Este eBook está diseñado para enseñarte todo lo que necesitas saber.

CAPÍTULO 1: INGREDIENTES TÍPICOS EN LA COCINA VEGANA

Como sabes, la cocina vegana consiste en cocinar sin carne, pescado, huevos o subproductos de cualquiera de estas cosas. Para mantener un estilo de vida vegano, se debe tener un cuidado especial para asegurarse de que ninguno de estos ingredientes llegue a los alimentos.

Damos ciertas cosas por sentado, como usar huevos al hornear. Bueno, los huevos no están permitidos durante una dieta vegana. Y a pesar de que el estilo de vida vegano está aumentando en popularidad, la comida vegana empaquetada a menudo es difícil de conseguir. Para resolver este problema, muchos veganos optan por hacer su propia comida.

Este capítulo se centrará en varios tipos diferentes de ingredientes. Primero, aprenderemos cómo reemplazar la leche y los huevos con cosas que sean veganas. También cubriremos información sobre otros ingredientes que se utilizan, así como también subproductos animales con los que hay que tener cuidado.

SUSTITUCIÓN DE HUEVOS EN RECETAS.

Por mucho que nos gustaría evitar el uso de huevos en nuestras recetas veganas, puede ser un desafío. De hecho, este es uno de los ingredientes más difíciles de reemplazar. Sin embargo, hay muchas opciones para elegir que harán el trabajo.

¿QUÉ HACEN LOS HUEVOS EN LA RECETA?

En ciertas recetas, los huevos son casi esenciales. Sirven para unir los ingredientes. Se pueden usar para hacer que los productos horneados se levanten y también ayudan a que sean livianos y esponjosos. Otra cosa que hacen los huevos es ayudar al producto a formar cierta estructura y también proporcionar humedad adicional. Son especialmente útiles para hornear, pero también son esenciales para ciertos platos salados.

OPCIONES DE REEMPLAZO DE HUEVO

Aquí hay una lista de algunas de las mejores opciones de reemplazo de huevos que hay. Puedes reemplazar los huevos en cualquier receta usando estas opciones.

Usa puré de bananas

Las bananas hechas puré son otro sustituto eficaz del huevo. Simplemente coloca una banana cortada en la licuadora y licúa hasta que esté completamente suave y no haya grumos. La mitad de una banana de tamaño regular es el equivalente a un huevo.

El aspecto positivo del uso de las bananas es que se encuentran disponibles fácilmente. Sin embargo, las bananas tienen un sabor distinto que no funciona en cada receta. Por ejemplo, si intentas hacer galletas de mantequilla de maní, el sabor de la banana alteraría el sabor de las galletas.

Semillas de linaza molidas

Lo mejor es comprar las semillas de linaza enteras y almacenarlas en el refrigerador. Cuando sea el momento de usarlas, mida 1 cucharada de semillas de linaza por cada huevo que necesites reemplazar. Luego, pulverízalas en una licuadora o molinillo de café.

Transfiere las semillas de linaza a un tazón y agrega tres cucharadas de agua por cada huevo que necesites reemplazar. Añade el agua lentamente mientras bates vigorosamente. Bate hasta que la mezcla adquiera un aspecto de gel.

Dado que las semillas de linaza tienen un sabor a nuez, este reemplazo de huevo funciona mejor cuando se hacen panes de grano entero, panecillos y panqueques. Es posible que desees experimentar para tener una idea de los tipos de recetas en las que te gusta que se use.

Producto para reemplazar el huevo

Hay varios productos de reemplazo de huevos en el mercado que están diseñados para ser veganos. Mira el empaque para asegurarte de que sea seguro para los veganos y que no contenga ningún subproducto de carne.

Estos polvos de reemplazo de huevo reciben críticas mixtas. A algunos les gustan mucho, a otros no. Definitivamente son convenientes y buenos para tener a la mano. Una vez que te acostumbras a cocinar vegano, comenzarás a aprender qué alimentos saben mejor con este producto.

Ya que hay varias marcas en el mercado, puedes tomarte un tiempo encontrar una con la que te sientas más feliz. Para usar, simplemente sigue las instrucciones del paquete. Por lo general, vienen en forma de polvo. Si no puedes conseguirlo en la tienda de alimentos saludables, puedes adquirirlo fácilmente en línea.

Prueba el tofu como un reemplazo de huevo

El tofu también es otra opción que puedes probar si necesitas encontrar un producto de reemplazo. Puedes probar cualquier forma de tofu, pero esto puede requerir cierta experimentación. El tofu sedoso parece dar los mejores resultados. También puedes usar yogur de soja sin sabor en la misma proporción con resultados similares.

Lo bueno del tofu es que combina bien con la mayoría de los sabores. Las semillas de linaza, por ejemplo, tienen ese sabor distintivo de nuez. El tofu no tiene mucho sabor por sí solo, especialmente cuando se combina con ingredientes más fuertes. Otra ventaja es que está ampliamente disponible en la mayoría de las áreas, incluso en los supermercados normales.

Para usarlo, simplemente toma el tofu y licúalo hasta que quede suave en la licuadora. El procesador de alimentos también puede funcionar, pero es importante asegurarte de que no haya grumos y que la textura sea lo más suave posible. Para reemplazar un huevo grande, use ¼ de taza de la mezcla mezclada.

Tendrás que hacer algunos experimentos para ver qué recetas funcionan mejor con tofu como un sustituto de huevo. Todo depende de los tipos de recetas que pruebes y de tus preferencias personales.

Uso de harina y otros agentes de fermentación

También puede usar pastas hechas de diferentes tipos de harinas y agentes de fermentación para reemplazar los huevos. El beneficio es que la mayoría de los hogares tienen estos ingredientes a mano. Tampoco tienen sabor como las bananas y las semillas de linaza. Se pueden mezclar bastante bien en la masa .

Puede tomar algo de experimentación para poder obtener las proporciones correctas. Aquí hay algunas opciones:

- 1 cucharada de harina de cualquier tipo (pruebe con harina de trigo, harina de avena o harina de soja) y 1 cucharada de agua por cada huevo.

- 1 cucharada de polvo para hornear, 1 cucharada de harina, 2 cucharadas de agua por cada huevo.

- 2 cucharadas de almidón de maíz y 2 cucharadas de agua mezcladas también reemplazan un huevo.

Encontrar el sustituto de huevo correcto

Una vez más, al probar estas diferentes combinaciones, obtendrás una idea de qué sustitutos de huevo funcionan mejor para cuáles recetas. Como sugerencia, puedes comenzar con una de tus comidas favoritas y probar diferentes sustitutos de huevo hasta obtener el sabor y la textura que deseas.

Por ejemplo, si deseas hacer un lote de muffins de arándanos, puede sustituir los huevos por cualquiera de estas opciones de sustitución. Toma nota de cómo sabe. La próxima vez que lo hagas, prueba con otro sustituto de huevo. Después de probar varios, piensa en cuál fue tu favorito y quédate con ese. Muy pronto, podrás decir de un vistazo qué productos de reemplazo de huevo funcionan mejor para ciertos tipos de recetas.

REEMPLAZAR LA LECHE EN LAS RECETAS

Para un vegano, la leche de cualquier animal (oveja, vaca, cabra, etc.) también está prohibida. También es un ingrediente muy común al hornear y cocinar. También es mucho más fácil de reemplazar que los huevos.

Para reemplazar la leche en las recetas, simplemente sustituya por cualquiera de estas alternativas veganas. Por ejemplo, si la receta requiere una taza de leche, usa una taza de leche de soya en su lugar. Aquí hay algunas opciones alternativas de leche:

- **Leche de soya**
  La leche de soya viene en una variedad de sabores y está fácilmente disponible. Los sabores incluyen vainilla, sin azúcar, chocolate e incluso ponche de huevo. Algunas marcas

son más gruesas y cremosas que otras. Es posible que debas realizar algunos experimentos antes de encontrar las marcas que más te gusten. A menos que tenga un sabor distintivo, la leche de soya es bastante neutral y se combina bien en las recetas .La leche de soya también es rica en proteínas.

- **Leche de nueces**
  Las bebidas con leche de nuez, como la leche de almendras y la leche de avellana, también son opciones. A diferencia de la leche de soya, estas leches de nueces tienen un sabor distinto y pueden no funcionar bien en todas las recetas. También hay variedades endulzadas y sin azúcar.

- **Leche de arroz**
  La leche de arroz también ofrece una gran opción para reemplazar la leche en las recetas. También es de sabor muy suave y combina bien con las recetas. Sin embargo, es importante tener en cuenta que la leche de arroz generalmente no contiene mucha proteína, por lo que es posible que deba compensarla durante el día.

A medida que te familiarices con los diferentes sabores de estos productos de reemplazo de leche, comenzarás a tener una idea de qué recetas tendrán mejor sabor con ellos.

REEMPLAZAR SUERO DE LECHE EN RECETAS.

El suero de leche también es un ingrediente importante utilizado en varias recetas diferentes. Para un vegano, usar suero de leche tradicional es imposible ya que es un producto animal. El suero de leche es simplemente leche regular que se ha cultivado, lo que significa que contiene algunas bacterias buenas, como el yogur.

Afortunadamente, puedes hacer tu propio suero fácilmente. El proceso es el siguiente. Hace una taza de "suero de leche" para veganos.

1. Mide una taza de leche de soya en una taza de vidrio "pyrex".

2. Medir la misma cantidad en leche de soya.

3. Agrega 1 cucharada de vinagre o jugo de limón y mezcla.

4. Deja reposar durante unos quince minutos antes de usarlo.

La leche de soya funciona mejor. La leche de arroz y las leches de nueces no funcionan tan bien. La química de la leche de soya es más adecuada.

REEMPLAZO DE MANTEQUILLA Y MANTECA DE CERDO EN RECETAS

La mantequilla es otro ingrediente importante que muchas recetas requieren. Hay varias cosas diferentes que puedes hacer para sustituirlo:

- **Aceite vegetal**
Si la receta requiere mantequilla derretida, o incluso sólida, puedes considerar usar aceite vegetal en su lugar. Esto, sin embargo, puede alterar un poco la textura de la receta, por lo que probablemente necesitarás experimentar.

- **Manteca**
Si realmente necesitas una grasa sólida para usar en las recetas, puedes usar manteca vegana. Sin embargo, este es un producto manufacturado y lleno de grasas trans. Entonces, usarlo con moderación es mejor. ¡La manteca no es buena para ti en absoluto! También puede encontrar manteca con sabor a mantequilla donde se requiere un sabor a mantequilla.

21

- **Margarina**

Esta es otra opción que puede reemplazar la mantequilla u otras grasas sólidas, especialmente si deseas algo con un sabor mantecoso. Sin embargo, la margarina es también alta en ácidos grasos trans. Mantente atento a los productos sin grasas trans pero incluso estos pueden contener trazas de grasas trans.

- **Reduciendo grasa**

También puedes reducir la grasa con purés de frutas. Por ejemplo, si la receta requiere 1 taza de mantequilla, puede intentar usar ½ taza de salsa de manzana y ½ taza de margarina o manteca vegana. Otros purés de frutas que puedes utilizar incluyen puré de ciruela y puré de banana. Es posible que puedas encontrar productos de reemplazo de grasa de puré de frutas en la tienda. Solo asegúrate de que sean aptos para veganos y que sigas las instrucciones para realizar una sustitución adecuada. También puedes intentar sustituir toda la grasa de la receta con fruta. Sin embargo, esto puede alterar demasiado la textura.

Siempre asegúrate de que los productos de reemplazo de mantequilla se usen con moderación. Una dieta que es alta en grasas trans no es una dieta saludable. Si es absolutamente necesario, simplemente úsalos de vez en cuando.

INGREDIENTES COMUNES UTILIZADOS EN LA COCINA VEGANA

La cocina vegana es sin duda un arte. Como se ilustra en la sección anterior, los ingredientes como la leche, el suero de leche, los huevos y la mantequilla son *casi* esenciales para ciertas recetas. Pero, a medida que exploramos, las sustituciones son más que adecuadas. Dicho esto, hay una gran cantidad de ingredientes que muchos chefs veganos consideran esenciales. Aquí hay un resumen de algunos de los más comunes.

PRODUCTOS DE SOYA

La soja es probablemente la planta más versátil que existe, especialmente cuando se trata de crear comidas veganas saludables y ricas en proteínas. Aquí hay una lista de algunos de los productos de soya que están disponibles:

- **Leche de soya**
  Se encuentra fácilmente disponible y la puedes conseguir en varios sabores diferentes, como vainilla y chocolate.

- **Tofu**
  Tofu viene en diferentes niveles de firmeza, como extra firme o suave.

- **Tempeh**
  El tempeh es un producto fermentado con una textura carnosa y sustanciosa que se puede usar en salteados y otras comidas.

- **Reemplazo de Carne Molida**
  Esta comida de soya es un alimento básico para algunos, porque se pueden preparar comidas como el espaguetti boloña y el chili vegano.

- **Yogur de Soya**
  Contiene las cultivos activos como el yogurt regular y viene en una variedad de sabores.

- **Miso**
  El miso es una pasta salada fermentada que está hecha de soya y se usa como una base popular de sopa rica en enzimas.

- **Tamari y Salsa de Soya**
  Ambos condimentos están hechos de soya.

- **Edemame**
  Estos son los frijoles de soya frescos y son excelentes por sí mismos o salteados.

- **Queso de Soya**
  El queso de soya incluso se derrite y tiene una textura similar a la del queso real.

- **Embutidos de soya, carnes para salchichas y hamburguesas**
  Los veganos pueden disfrutar de embutidos para desayuno, salchichas, perros calientes e incluso hamburguesas.

- **"Pollo" De Soya**
  Vienen en una variedad de formas tales como carnes, nuggets, etc.

- **Polvo de proteína de soya**
  La proteína de soya ofrece una excelente manera de aumentar su ingesta diaria de proteínas. Puedes poner una cucharada en tu batido de la mañana o agregarla a recetas como panqueques y panes.

- **Harina de Soya**
  Este es también un producto valioso, especialmente para hornear.

Hay una variedad de productos de soya por ahí y esta no era una lista completa. Simplemente ilustra la versatilidad del producto alimenticio. Busca productos de soya que se usen a partir de granos de soya no modificados genéticamente.

Pero, los alimentos de soya tienen sus críticos. A algunos solo les gusta usarlos en sus formas "tradicionales" como tofu, tempeh, miso, edemame y tamari. Los opositores de los productos de soya procesados desconfían del hecho de que están diseñados para tener un sabor similar al de la carne o los productos lácteos, lo que para ellos es un fracaso en el propósito de ser vegano. Además, estos alimentos tienden a ser altamente procesados, lo que no necesariamente los hace más saludables. Si decides utilizarlos o no, es una decisión que debes tomar después de evaluar los pros y los contras.

GRANOS INTEGRALES

Hay tantos tipos diferentes de granos integrales que vale la pena experimentar. Los granos son ricos en vitaminas, minerales, fibra y otros nutrientes importantes. Incluso tienen proteínas, especialmente quinua, un grano antiguo que es especialmente rico en proteínas. Aquí hay algunos productos de grano integrales a probar:

- Centeno
- Alforfón
- Quinua
- Productos de trigo
- Pastas
- Arroz integral
- Avena

Estos se pueden moler en harina o utilizarse enteros. Deberían formar la columna vertebral de una dieta vegana saludable.

NUECES Y SEMILLAS

Estas son otra parte esencial de una dieta vegana saludable. Son ricas en vitaminas y minerales, así como importantes nutrientes en forma de grasas saludables. Aquí hay una lista de algunos frutos secos y semillas a probar:

- Avellanas
- Nueces
- Semillas De Girasol
- Semillas De Calabaza

- Nueces Pecanas
- Almendras
- Anacardos
- Semillas De Sésamo
- Semillas De Amapola
- Semillas De Lino
- Semillas De Cáñamo

Puedes incluirlos en recetas y también comerlos solos como un bocadillo.

LEGUMBRES

Las legumbres son una fuente de proteína esencial para un vegano, especialmente cuando se combinan con granos enteros. Deben combinarse de esta manera para formar una proteína completa. Cuando esta es una de tus principales fuentes de proteínas, es importante recordar combinarla.

Aquí hay unos ejemplos. Esta lista no es de ninguna manera exhaustiva:

- Garbanzos (garbanzos)
- Lentejas
- Frijoles
- Frijoles negros
- Frijoles canelones
- Frijoles del Norte
- Frijoles carita
- Guisantes partidos

Puedes encontrar legumbres en forma seca, molidas en harina y enlatadas. La forma seca debe empaparse durante la noche para ablandarse. La forma enlatada es fácil de usar y excelente para tener a mano. La harina también es un ingrediente popular en los alimentos horneados y la cocina salada.

FRUTAS Y VEGETALES

Importante para la buena salud, las frutas y verduras agregan color y variedad a tus comidas. Como vegano, toda tu dieta estará basada en plantas, por lo que necesitas obtener tus vitaminas, minerales y nutrientes de cosas como frutas y verduras.

Busca productos orgánicos siempre que sea posible, lo que los hace aún más saludables. La comida orgánica también es mejor para el medio ambiente. Los productos locales de temporada también son mejores porque ayudan a respaldar tu economía local y saben mucho más frescos.

ALIMENTOS ENLATADOS Y ENVASADOS

A medida que la dieta vegana aumenta en popularidad, también lo hace la disponibilidad de alimentos empaquetados y veganos. Lo que sigue es una lista de algunas de las cosas que puedes encontrar.

- Panes
- Postres
- Productos horneados
- Aperitivos
- Chocolate vegano
- Productos enlatados
- Bebidas
- Alimentos para el desayuno y cereales.
- Etc ...

Lo mejor es que ni siquiera necesitas ir a una tienda de alimentos saludables para encontrar muchos de estos productos. Sí, las tiendas de alimentos saludables tienen muchas opciones veganas, pero incluso puedes encontrar productos veganos en tu supermercado habitual.

Este es un gran recurso que le dará una lista de todos los alimentos veganos que puedes encontrar en el supermercado:

- http://www.peta.org/accidentallyVegan/

Imprímela para que puedas encontrar las cosas que necesitas cuando vayas a la tienda. Examinaremos algunos de estos artículos con mayor detalle mientras hablamos sobre cómo abastecer una despensa vegana completa.

INGREDIENTES OCULTOS A TENER EN CUENTA

Como se mencionó en una sección anterior, a menudo hay ingredientes ocultos en alimentos que son subproductos animales. Un verdadero vegano tomará el paso adicional necesario para investigar cuáles son estos ingredientes y evitarlos.

Si es un alimento empacado y aparece como apto para veganos, puedes estar bastante seguro de que la comida no contiene estos ingredientes. Pero, todavía es una buena idea comprobarlo.

Lo que sigue es una lista de los ingredientes a tener en cuenta. Hay dos tipos de ingredientes: aquellos que son claramente de productos animales y aquellos que pueden ser de productos animales o productos derivados de plantas.

En la segunda categoría, la única forma de averiguarlo es contactando con el fabricante del producto alimenticio. Y si no lo saben, considera no comprar su producto solo para estar seguro.

INGREDIENTES OCULTOS DE LOS ANIMALES

Estos ingredientes son bastante comunes en los alimentos, por lo tanto, a menos que un producto esté etiquetado como vegano, realmente deberías revisar la lista de ingredientes para asegurarte de que no estén incluidos.

- **Albúmina** - proviene de claras de huevo

- **Productos lácteos** - incluye proteína de suero en polvo, lactasa, lactosa y cosas como la leche y la leche deshidratada

- **Caseinato de calcio** - un aditivo bastante común

- **Estearato de calcio** - también otro aditivo

- **Sebo** - un tipo de grasa animal

- **Sebo refinado** - producto de grasa animal está hecho de sebo

- **Productos de abeja** - Esto incluye Jalea real, propóleo, miel y polen de abeja.

- **Carmín** - un aditivo alimenticio que proviene de los insectos.

- **Manteca** - un tipo de grasa animal

- **Caseína** - esta es la proteína que está en el queso.

- **Gelatina** - de animales, un producto popular que se encuentra especialmente en jaleas y postres.

Otros ingredientes ocultos comunes de los animales incluyen:

- Cochinilla
- Cola de pescado
- Acido muristico
- Ácido oleico
- Ácido palmítico
- Pancreatina
- Pepsina

La mayoría de los ingredientes anteriores se utilizan típicamente como aditivos en alimentos. Tienen diferentes propósitos, dependiendo de la comida que en la que se añadirá.

INGREDIENTES QUE PUEDEN SER DE ANIMALES

Los siguientes ingredientes cumplen diferentes funciones en los alimentos que contienen. Algunos son considerados aditivos. Otros emulsionan los alimentos y suministran grasas extras. Sin embargo, solo porque suena como un ingrediente animal, no significa que lo sea. Podrían ser fabricados sintéticamente o provenir de plantas. Tendrás que comprobarlo

Los ingredientes incluyen:

- Agentes emulsionantes
- Ácido graso
- Acido adipico
- Glicerido
- Glicerol
- Acido caprico
- Ácido láctico
- Estearato de magnesio
- Monoglicerido
- Cualquier cosa mencionada como "saborizante natural"
- Agentes clarificadores

- Inosinato disódico
- Glicerido
- Glicerol
- Ácido esteárico
- Diglicérido
- Polisorbato
- Estearoil lactilato de sodio

Sí, algunos de esos ingredientes son difíciles de decir, ¡algunos de ellos ni siquiera parecen comida! Todos tienen diferentes propósitos en los alimentos que comemos a diario, incluso los que no pensamos tener en cuenta. El punto es que si quieres vivir un estilo de vida verdaderamente vegano, vale la pena el paso adicional para seguir y determinar si tus comidas favoritas usan las versiones animales de estos ingredientes.

Sin embargo, es importante entender que los ingredientes mencionados en esta sección se pueden encontrar en casi todo. Si intentas enfocarte demasiado en ello, puede ser demasiado abrumador. Es importante encontrar un buen equilibrio entre querer ser un vegano estricto y vivir una vida plena. Si las cosas van demasiado lejos, podría afectar tu salud de manera negativa a causa del estrés.

Ser vegano es definitivamente un compromiso de estilo de vida. Aprender sobre los alimentos que necesitas comer, cómo hacer sustituciones veganas para hornear y cocinar, y todo sobre los ingredientes que puedes querer evitar son parte fundamental para adoptar el estilo de vida vegano.

CAPÍTULO 2: PREPARANDO LA DESPENSA VEGANA

Preparar tu despensa es un paso esencial para poder crear de una manera fácil comidas a tu antojo. Para las personas que han sido vegetarianas toda su vida, preparar la despensa no será una lucha. Sin embargo, si te has convertido a vegano recientemente, es probable que debas comenzar desde cero. Es posible que tengas algunos ingredientes a mano, pero la mayoría de tu despensa puede que no sea apta para veganos.

Por supuesto, esta lista no incluirá artículos perecederos como frutas y verduras. Sin embargo, incluso algunos artículos perecederos, como ciertas marcas de tofu, leche de soja, leche de arroz, leche de almendras, entre otros; pueden almacenarse en los estantes y no en el refrigerador debido al embalaje especial.

PASO UNO: HACER INVENTARIO

El primer paso para construir una despensa vegana es hacer un inventario de lo que tienes. Este paso es principalmente para aquellos que acaban de convertirse en veganos. Sin embargo, si has sido vegano por un tiempo, también te beneficiarás con esto. El objetivo es revisar y pensar en todo lo que tienes y determinar si es compatible con el estilo de vida vegano.

También puedes consultar las listas de ingredientes de todos tus alimentos envasados para determinar si existe alguno de los ingredientes ocultos enumerados en el capítulo anterior. Incluso si has sido vegano por un tiempo, aún puedes encontrar algunos alimentos en tu despensa que no deberías tener allí.

Si encuentras muchos alimentos que debes eliminar y no se han abierto, no los botes. Regálalos a un banco de alimentos local. El hecho de que no los comas no significa que alguien no se beneficie de ellos y aprecie tener algo para comer.

PASO DOS: ALMACENA LO ESENCIAL

No es del todo necesario tener una gran despensa llena de toneladas de ingredientes y alimentos envasados. Todo lo que necesitas hacer es sentarte y pensar en las cosas que son realmente importantes para ti. Por ejemplo, si no horneas alimentos a menudo, no te molestes en comprar productos para hornear hasta que realmente los necesites. Si eres el tipo de persona que ama los cereales y come unos cuantos platos al día, es posible que desees tener paquetes de leche de nuez, leche de soja, leche de arroz y cereales adicionales en tu despensa para que no tengas que correr a la tienda todo el tiempo.

Cuando descubras lo que necesitas y cuáles son tus preferencias alimenticias, puedes comenzar a comprar cosas para poner en tu despensa. Si no te tomas el tiempo adicional para pensar en lo que necesitas, terminarás comprando cosas que no vas a comer. Entonces, la comida se desperdiciará. Solo tienes que tener lo esencial y si necesitas otras cosas, puedes comprarlas a medida que avances.

PASO TRES: COMPRA CUALQUIER EXTRA

Puede ser costoso abastecer tu despensa de una vez. Hay ciertos ingredientes que puedes necesitar de vez en cuando, como la salsa de tomate y otros artículos. No es importante comprar algunos de estos extras al principio. Puedes agregarlos a tu despensa gradualmente a medida que vayas de compras o cuando te des cuenta de que los necesitas.

En general, es bueno tener los ingredientes a mano para hacer algunas comidas simples como platos de pasta, sopas y cenas de cereales y legumbres como arroz y frijoles. Piensa en los tipos de alimentos que te gusta comer y compra los ingredientes adicionales para tenerlos a mano.

Si tienes un presupuesto ajustado, puedes ocuparte de estos artículos a medida que avanzas. Planea tus comidas con anticipación y escribe una lista de compras. Puedes comprar estos extras al comienzo de la semana y almacenarlos a medida que los compres.

UN EJEMPLO DE UNA DESPENSA VEGANA

Aunque las despensas pueden diferir de una casa a otra, será útil ver una despensa de muestra. Puedes usar esto como punto de partida mientras tratas de averiguar cómo abastecer la tuya, o puedes llevar esta lista a la tienda y comenzar a comprar. Tu decides.

Puede ser útil pensar en tu despensa en términos de categorías, como productos para el desayuno, meriendas, etc. Aquí hay una lista aproximada:

ARTÍCULOS DE DESAYUNO

- Cereales calientes de grano entero como la harina de avena o crema de trigo
- Cereales fríos para comer con leche de soja, leche de nuez o leche de arroz.
- Mezclas veganas de panqueques
- Productos horneados veganos como magdalenas

MERIENDAS

- Una variedad de meriendas saludables como barras de granola

- Delicias veganas como galletas y pasteles
- Galletas saladas y otros artículos horneados

ARTÍCULOS MISCELÁNEOS

- Leche de nueces, leche de soya, leche de arroz y tofu en un empaque especial para poderlo almacenar en la despensa y mantenerse fresco por más tiempo
- Sopas enlatadas, mezclas de sopas y otros productos de comidas en caja como macarrones y queso veganos
- Frutos secos y semillas como almendras, semillas de sésamo, semillas de girasol y pecanas.
- Pasta - busca variedades de trigo integral
- Artículos como salsa de espagueti, alcaparras, pepinillos, ketchup extra, aderezos para ensaladas, etc.

PRODUCTOS DE GRANOS

Estos son solo algunos ejemplos. Compra cosas que estén de acuerdo con sus preferencias

- Arroz integral
- Harina de trigo sarraceno
- Harina de trigo
- Quinua

CONDIMENTOS

- Un aceite vegetal para cocinar
- Al menos un tipo de aceite lleno de sabor como el aceite de oliva prensado en frío o el aceite de sésamo tostado
- Salsa tamara y/o de soja
- Vinagre: puedes tener varios tipos a mano, como el balsámico, vino de arroz y el vinagre de vino tinto.

- Sal, pimienta y hierbas y especias.

ARTÍCULOS PARA HORNEAR

- Agentes de fermentación tales como levadura, polvo de hornear y bicarbonato de sodio
- Sustituto vegano del huevo
- Diferentes tipos de harinas
- Azúcares y otros productos edulcorantes como el jarabe de arce y el jarabe de arroz

Esta lista solo está diseñada para ser un punto de partida. Es casi imposible elaborar una lista general porque las preferencias de comida de las personas varían mucho. El enfoque que a la mayoría de la gente le gusta tomar es comprar cosas una por una a medida que las necesita.

Recuerda mirar los ingredientes, especialmente cuando compres alimentos envasados. Como hemos explorado, a menudo hay ingredientes ocultos que no son aptos para los veganos donde menos te los esperaría.

CAPÍTULO 3: FUNDAMENTOS DE LA COCINA VEGETARIANA

Por lo tanto, hemos pasado algún tiempo pensando en algunos de los ingredientes comunes que generalmente se incluyen en los alimentos veganos. Hemos aprendido a cómo abastecer la despensa y también a encontrar ingredientes ocultos en alimentos que los veganos no deben comer.

El siguiente paso es aprender a cocinar.

Si ya sabes cocinar, puede omitir este capítulo. Pero, recomendaría leerlo de todos modos porque podría haber cosas aquí que aún no sabes. Para recibir la instrucción adecuada, debes cocinar con alguien que sepa lo que está haciendo, para que puedas aprender de esa persona.

O mejor aún, puedes tomar algunas clases de cocina. Busca en tu área para ver si puedes encontrar alguna clase de cocina vegana que pueda ofrecerte una buena introducción a algunas de las técnicas.

Aunque repasaremos las técnicas que necesitas saber para preparar una variedad de alimentos en este capítulo, puede ser divertido aprender en un ambiente grupal.

Aquí hay una lista básica de algunas de las técnicas que necesitas:

- Preparando tu cocina
- Cómo seguir una receta
- Técnicas básicas de cocina

Las personas podrían pasar toda una vida aprendiendo a cocinar y ni siquiera arañar la superficie. Por lo tanto, vamos a repasar algunas de las técnicas básicas. Si deseas obtener más información, probablemente deberías considerar inscribirte en una clase.

PREPARANDO TU COCINA

Como se mencionó en el capítulo anterior, abastecer tu despensa es una pieza importante del rompecabezas de cocina vegana. El otro es tener una cocina bien equipada para cocinar una variedad de recetas.

Ahora, hay dos tipos de chefs. Aquellos a los que les gusta usar muchos artilugios, y aquellos que no. La mayoría de los cocineros caseros tienden a caer en algún punto intermedio.

Aquí hay una lista de algunos de los artículos básicos de cocina que necesitas tener a mano para poder cocinar una variedad de recetas. Si te encuentras con algo que quieres hacer que requiera un equipo especializado, puedes considerar comprarlo o hacer una sustitución.

- Un buen juego de cuchillos que incluye un cuchillo de pan y un cuchillo de cocinero. A menos que estén dentados, asegúrate de mantenerlos afilados. También querrás una tabla de cortar grande.

- Una batidora eléctrica. Si horneas mucho, es posible que desees encontrar una batidora vertical que quede sobre tu mostrador.

- Varios utensilios, como un par de pinzas resistentes, un tamiz, cucharas de madera, espátulas de goma y un batidor de alambre resistente.

- Un pequeño horno tostador y un microondas.

- Una licuadora y / o un procesador de alimentos.

- Opcional, pero agradable de tener a mano: una mezcladora sumergible, una olla eléctrica, una máquina para hacer helados, una máquina para hacer pan si no puedes vivir sin pan recién horneado

- Una buena variedad de ollas, sartenes, platos para hornear y tazones para mezclar.

Algunas personas cometen el error de comprar todo a la vez. Esto es un error, especialmente si eres nuevo en la cocina. Comenzarás a entender tu estilo personal.

CÓMO SEGUIR LAS RECETAS

Aprender a seguir recetas es una habilidad muy importante para aprender a cocinar. La mayoría de las recetas son bastante sencillas. Sin embargo, es fácil ignorarlas hasta que algo va mal. Hay muchas recetas manuscritas por ahí que dejan de lado ingredientes cruciales sin querer hacerlo. Si te encuentras con una receta como esta, tener un buen conocimiento de cómo funcionan las recetas puede ayudarte a descifrar el ingrediente faltante.

Si estás aprendiendo a cocinar, estarás siguiendo recetas todo el tiempo. Sin embargo, a medida que te sientas más cómodo en la cocina, gradualmente comenzarás a perder tu dependencia de ellas.

Después de seguir algunas recetas, puedes comenzar a escribir tus propios platos originales. Solo recuerda enumerar los ingredientes en el orden en que aparecerán en las instrucciones. Esto hace que la receta sea más fácil de seguir.

TÉCNICAS BÁSICAS DE COCCIÓN

Después de preparar tu cocina y asegurarte de que entiendes cómo seguir las recetas, el siguiente paso es aprender algunas técnicas básicas de cocina. Aquí hay una breve lista de algunas de las cosas que deberás hacer para cocinar.

APRENDE A USAR TUS CUCHILLOS

Hay una forma correcta e incorrecta de cortar. La mayoría de la gente no piensa mucho en ello. Sin embargo, la técnica incorrecta puede lastimarte y también hacerte ineficiente. Para aprender, querrás trabajar con un profesional. Siempre asegúrate de que sus cuchillos estén afilados, también. En realidad son más peligrosos si no lo están.

Si no quieres tomar clases de cocina para aprender la técnica de picado adecuada, siempre puedes ver un programa de cocina en la televisión e imitar lo que hacen.

Es esencial tener a mano un cuchillo de chef de alta calidad. Cuando cocinas ciertas cosas, como ensaladas y sopas, la mayor parte del tiempo lo dedicas a cortar. Si aprendes a ser eficiente, puedes ahorrar mucho tiempo.

APRENDE LAS DIFERENCIAS ENTRE HERVIR, CALENTAR Y HERVIR A FUEGO LENTO

Estas son tres técnicas de cocina muy básicas para la cocina. La ebullición es cuando normalmente se ajusta el fuego a alto y se espera que la mezcla haga burbujas. Calentar algo es cuando dejas que se caliente, pero no hirviendo (que no haya burbujas). Cuando hierves algo a fuego lento, lo pones a fuego lento durante mucho tiempo. Cosas como las sopas y los guisos, por ejemplo, se cocinan a fuego lento.

APRENDE LA DIFERENCIA ENTRE HORNEAR Y ASAR

Los términos "hornear" y "asar" no son lo mismo. Sin embargo, algunas cosas que pueden hornearse también pueden ser asadas y viceversa. Para hornear se necesita un calor menor que cuando se asa. Las cosas clásicas que se hornean incluyen panes, galletas, pasteles y platos salados como lasaña vegetariana y vegetales rostizados. Cosas como la lasaña vegetariana, por ejemplo, también pueden ser asadas.

La mayoría de los hornos vienen equipados con un asador. Sin embargo, cada uno es diferente. Tendrás que leer tu manual para aprender cómo operar el tuyo.

APRENDE A USAR TODOS TUS ELECTRODOMÉSTICOS

Otro paso crucial para crear platos veganos es asegurarte de que entiendes cómo usar todos sus electrodomésticos. Por ejemplo, puede que no lo sepas, pero tu horno de microondas también puede tener una configuración de horno de convección. Es posible que no te dés cuenta de lo que es capaz hasta que leas el manual.

Además, podrás realizar ajustes en las recetas de acuerdo con el funcionamiento de tus aparatos. Por ejemplo, si las instrucciones dicen que batas algo en velocidad alta durante dos minutos, su mezclador podría tardar más si el ajuste "alto" no es tan poderoso como el mezclador utilizado para probar y escribir la receta original.

TÉRMINOS COMUNES DE COCINA Y LO QUE SIGNIFICAN

Una vez que te familiarices con tu cocina y comiences a seguir algunas recetas, puedes encontrar algunos términos con los que no sabes qué hacer. Éstos son algunos de los más comunes que puedes encontrar:

- **Trituración**

  Puede triturar con tu tenedor si es una parte más pequeña o una herramienta para triturar. Algunas personas prefieren batir cosas que normalmente se hacen puré, como papas o calabazas.

- **Batir**

  Puedes usar una batidora manual, una batidora vertical o un batidor de alambre para batir casi cualquier cosa.

- **Aplastar**

  Puede aplastar cosas con la parte posterior de su cuchillo, la parte inferior de un vaso u otros objetos pesados. También hay aparatos especiales de cocina utilizados para triturar.

- **Rallar**

  Las rejillas vienen en diferentes formas. Sólo tienes que elegir. Si necesitas rallar una cáscara de naranja o cáscara de limón, lo mejor es un rallador pequeño .

- **Técnicas de corte con cuchillo**

  Hay varios tipos diferentes de técnicas de cuchillas que puedes hacer, incluyendo cortar, juliana (piezas del tamaño de un palo), triturar y cortar.

- **Mezclar**

  Dependiendo de lo que estés mezclando, tienes tres opciones: una licuadora regular, una batidora de inmersión de mano que funciona mejor para sopas y un procesador de alimentos. La herramienta que uses dependerá de la receta.

- **Puré**

  Cuando una receta te dice que hagas un puré de algo, puedes hacerlo en pequeños lotes en la licuadora normal, usar una batidora de inmersión o usar el procesador de alimentos.

Esto es solo una descripción general de algunas de las técnicas que encontrarás. Un buen libro de cocina completo te ayudará a definir cualquier otro término que necesites aprender. O bien, puedes buscar en línea.

CAPÍTULO 4: CREANDO UNA COMIDA COMPLETA

Solo porque alguien sea vegano no significa que sea naturalmente delgado y súper saludable. Esto se debe a que todavía es posible tener demasiadas calorías como vegano, a pesar de la gran cantidad de alimentos densos en nutrientes para elegir. Por lo tanto, se debe hacer todo lo posible para crear comidas equilibradas.

Esto puede ser un desafío, especialmente si estás comenzando a ser vegano. Una razón para esto es que ciertas vitaminas y minerales, como la vitamina B12 y el hierro, se encuentran más fácilmente en los productos cárnicos. Además, el hierro se absorbe más fácilmente en el cuerpo cuando se combina con la carne.

CONSIDERACIONES NUTRICIONALES

Esta sección cubrirá algunos de los desafíos que enfrentan los veganos cuando preparan comidas. Está diseñado para ayudarte a crear combinaciones de comidas saludables y equilibradas que te dejarán lleno de energía y salud. Si deseas perder peso o mantenerte delgado, recuerda que además no debes consumir demasiadas calorías.

OBTENIENDO PROTEÍNAS ADECUADAS

Las personas que comen carne dan por hecho que consumen suficiente proteína. Todo lo que necesitan hacer es consumir productos lácteos y una porción o dos de carne o pescado al día para hacerlo. Pero los veganos necesitan obtener su proteína de fuentes vegetales. Afortunadamente, hay cosas en el mundo de las plantas que aún son ricas en proteínas:

- Productos de soya
- Nueces, semillas, leche de nuez y mantequillas de nuez
- Granos, especialmente la quinua
- Legumbres como los frijoles. Recuerda comer una porción de grano en la misma comida que se va a preparar

También es posible que desees consumir una porción o dos de bebida de proteína por día. Solo asegúrate de que el empaque indique que es apto para vegetarianos. Un ingrediente popular en la mayoría de las proteínas en polvo es el suero de leche, que se deriva de la leche y debe evitarse.

CONSUMIR SUFICIENTE HIERRO

Para las mujeres, obtener suficiente hierro es un desafío suficiente. Para un vegano, es aún más difícil y muchos veganos terminan con deficiencias de hierro. Por consejo de tu médico, es posible que desees tomar un suplemento de hierro. En la tienda de alimentos saludables se pueden encontrar suplementos de hierro vegetales y veganos. Además, come estos alimentos:

- Espinacas
- Judías verdes
- Levadura de cerveza (un suplemento)
- Germen de trigo
- Habas de lima
- Frutas secas como pasas y ciruelas
- Cocinar en una sartén de hierro fundido
- Melaza negra (para hornear o tomar como suplemento)

Para hacer que la proteína vegetal sea más absorbible, combínala con una comida, bebida o suplemento rico en vitamina C. Por ejemplo, puedes tomar un vaso pequeño de naranja con una comida que contenga mucho hierro.

COME ALIMENTOS RICOS EN VITAMINAS B

Los veganos obtienen suficiente de la mayoría de las vitaminas B porque los granos son una buena fuente. Sin embargo, la vitamina B 12 es un poco más desafiante. La única esperanza para esto es complementarlo con una versión vegana de B12 que a menudo es sintética. Algunos cereales y bebidas también contienen B12.

OBTENER SUFICIENTE CALCIO

Gracias a la fortificación, es más fácil que nunca para un vegano obtener su calcio. Aquí hay algunos alimentos necesarios:

• La leche de soya, las leches de nueces y las leches de arroz a menudo están fortificadas con calcio. Asegúrate de que el producto sea apto para veganos y que contenga una buena cantidad de calcio.

• Las nueces como las avellanas y las almendras también son una buena fuente de calcio.

• Los vegetales de hojas verdes y otros como el bok choy, las coles verdes, las hojas de nabo y la okra también son ricas en calcio.

Cuando prepares los vegetales, trata de no hervirlos a menos que te bebas el agua. Una gran parte del calcio sale de los alimentos durante el proceso de cocción y se queda en el agua.

ENTENDIÉNDOLO BIEN

Si has sido vegano por un tiempo, es posible que ya tengas el truco. Si no es así, es posible que desees planificar algunas de tus comidas con anticipación hasta que te familiarices con ellas. Incluso si has sido vegano por un tiempo, es una buena idea dar un paso atrás periódicamente y planificar algunas comidas. Esto no solo ayudará a garantizar que obtengas los nutrientes que necesitas, sino que también ayuda a crear una variedad ya que puedes planificar comidas en base a nuevos ingredientes.

Además de planificar las comidas, también puedes llevar un diario de alimentos. En él, mantén un registro de lo que comes, cómo cocinaste, si te gusta o no , y si cambiarías algo. También es una buena manera de ver si estás obteniendo los nutrientes adecuados. No necesitas analizarlo demasiado. Puedes echarle un vistazo para asegurarte de que estás obteniendo lo que necesitas.

Es una buena idea tomar un suplemento multivitamínico además de consumir una dieta saludable. Esto te ayudará a asegurarte de que tu cuerpo tenga lo que necesita para mantenerse saludable.

COCINA VEGANA ÉTNICA

Hay varias cocinas étnicas que son en gran parte vegetarianas. Como resultado, tienen muchos platos veganos deliciosos que puedes disfrutar. Esto le da a tu dieta una variedad muy necesaria.

Aquí hay una breve lista de algunas de las cocinas que hay. La mayoría de estas también tienen platos de carne, pero sus opciones vegetarianas son muy sabrosas.

- **Hindú**
  Hay un montón de opciones a base de cereales y vegetales.

- **China**
  Los monjes budistas comen una dieta mayoritariamente vegetariana.

- **Francesa**
  Frutas y verduras frescas son la pieza central de esta cocina mediterránea.

- **Italiana**
  La comida italiana también se centra en frutas y verduras frescas.

- **Coreana**
  Un montón de arroz y verduras se consumen a diario.

- **Thai**
  Al igual que la comida tradicional china basada en productos, la tailandesa también tiene algo de calor.

- **Vietnamita**
  Otra cocina asiática que utiliza muchos alimentos a base de plantas.

- **Griega**
  Otra cocina de la región mediterránea que ofrece una gran cantidad de productos frescos.

Esta lista no es de ninguna manera exhaustiva. Por ejemplo, la cocina mediterránea en general es apta para vegetarianos porque hay muchos platos que se centran en alimentos de origen vegetal. Hay muchos países que conforman esa región, incluyendo Francia, Italia, Grecia, España, Marruecos y Argelia.

La cocina asiática en general también tiene muchos platos que están hechos principalmente de alimentos de origen vegetal. Incluso si una receta como un salteado requiere algo de carne, puedes omitirla fácilmente sin dañar los sabores.

CAPÍTULO 5: CONSIDERACIONES NUTRICIONALES ESPECIALES

La dieta vegana es ideal para fortalecer la salud. Sin embargo, como se mencionó en un capítulo anterior, todavía es posible que haya veganos con sobrepeso porque todo lo que hacen es consumir demasiadas calorías. También puedes estar mal de salud siendo vegano al no consumir los nutrientes adecuados. Sin embargo, esos problemas se pueden solucionar fácilmente reduciendo las calorías y creando comidas mejores y más completas.

Sin embargo, algunas personas tienen mayores problemas de salud de los que preocuparse. Algunos pueden estar usando la dieta vegana para ayudarles a recuperar su salud. Otros optaron por convertirse en veganos por otras razones y da la casualidad de que tienen problemas de salud como la diabetes.

Aquí hay una lista de algunas afecciones comunes de salud y cómo ajustar la dieta vegana. Recuerda que la dieta vegana es una dieta saludable, por lo que hace estos ajustes mucho más fáciles.

<u>DIABETES</u>

Hay dos tipos de diabetes: el Tipo 1, con el que nacen las personas, y el Tipo 2, que aparece más adelante en la vida. La dieta vegana, especialmente una baja en grasas, es especialmente útil para las personas que tienen diabetes tipo 2. Sin embargo, los enfermos de tipo 1 también pueden beneficiarse.

Si te limitas a los alimentos bajos en grasa, granos enteros, legumbres, nueces, semillas y muchas frutas y verduras, esto te ayudará a controlar tu condición de manera natural. También asegúrate de tomar el medicamento que te han recetado. Cuando tu cuerpo no puede producir insulina o no se fabrica lo suficiente, no hay otra manera de que tu cuerpo la obtenga, excepto con el medicamento.

ENFERMEDADES DEL SISTEMA CIRCULATORIO

Las enfermedades del sistema circulatorio, como el colesterol alto, la presión arterial alta y la enfermedad cardíaca generalizada, se benefician de la dieta vegana de forma natural. Esto se debe a que es baja en grasa y colesterol. Además, si tienes presión arterial alta, puedes dar un paso adicional y asegurarte de no consumir exceso de sal.

Este es otro caso en el que seguir la dieta vegana como lo harías normalmente beneficia tu salud y puede ayudar con estos problemas de salud.

DIETA BAJA EN GRASAS

La dieta vegana es naturalmente baja en grasa. De hecho, debido a que no estás consumiendo ningún producto cárnico, es bajo en grasas saturadas y alto en grasas útiles que provienen del aguacate, nueces y semillas, y varios aceites vegetales.

Sin embargo, hay algunas cosas a tener en cuenta. En primer lugar, mantente alejado de las grasas trans. En muchos sentidos, esto es mucho peor para ti que las grasas saturadas. Además, es posible que necesites una pequeña cantidad de grasa saturada en tu dieta. Puedes obtener lo que necesitas comiendo coco de vez en cuando. También puedes cocinar con aceite de coco que podría sustituir la mantequilla o la manteca de cerdo.

BAJA COCINA DE AZÚCAR

Si sigues la dieta vegana como es debido, la dieta vegana es naturalmente baja en azúcar. Sin embargo, al igual que con cualquier estilo de vida, existe la posibilidad de que puedas excederte. Sí, tu cuerpo necesita un poco de azúcar. Puedes obtenerlo de forma natural con frutas frescas y secas, así como con jarabe de arce, caña de azúcar o jarabe de arroz.

Sin embargo, también hay productos horneados y otras posibilidades azucaradas (como el chocolate vegano) que pueden llegar a ser tan adictivas como sus contrapartes no veganas. La moderación es la clave. Si deseas seguir una dieta baja en azúcar, entrena tu cuerpo para que disfrutes del azúcar en su estado natural cuando está presente en las frutas y no disfrutarlo en alimentos horneados.

COCCIÓN BAJA EN SODIO

Las personas que siguen la dieta vegana son tan propensas a consumir demasiado sodio como cualquier otra persona. Siguiendo en su estado más puro, la dieta vegana es baja en sodio. Pero toma el salero con demasiada frecuencia, y esto podría afectar negativamente su salud.

Los alimentos envasados y procesados existen sin importar si usted es vegano o no. Lo mismo ocurre con el salero. Evítalo, especialmente si tienes tendencia a retener agua o si tienes la presión arterial alta.

COCCIÓN SIN GLUTEN

A primera vista, puede parecer un desafío eliminar el gluten en una dieta vegana. Sin embargo, todavía es muy posible. Si necesitas evitar el gluten, aquí hay una lista corta de algunos de los granos a evitar:

- Avena
- Cebada
- Trigo
- Centeno
- Kamut
- Espelta

Sin embargo, todavía hay muchos granos y almidones que puedes comer.

- Arroz, especialmente arroz integral
- Quinoa
- Maíz
- Mijo
- Papas

Simplemente sigue la dieta vegana como lo harías normalmente, pero solo sigue con los granos que no producen gluten.

Como puedes ver, puedes adaptar fácilmente la dieta vegana para ayudar con una variedad de problemas de salud.

CAPÍTULO 6:
RECETAS

Ahora es el momento de juntar todo lo que hemos aprendido y probar algunas recetas nuevas. Esta sección te ofrece una muestra de algunas de las recetas que puedes preparar con una dieta vegana. Siéntete libre de adaptarlas y cambiarlas como más te guste. Los gustos de las personas difieren y es posible que también desees cambiar las cosas según tu estado de ánimo o lo que tengas a mano.

Lleva un diario de cocina para poder hacer un seguimiento de lo que te gustó y no te gustó de cada una de las recetas. De esa manera, si preparas algo que te gusta, puedes replicarlo. Si no te gustó, puedes hacer ajustes la próxima vez.

APERITIVOS

BRUSCHETTA

Un plato clásico italiano que funciona muy bien como aperitivo o merienda. Esto es naturalmente vegano.

¼ taza de cebolletas, picadas
1 tomate grande, cortado en cubitos
1 diente de ajo, picado
1 cucharada de albahaca seca
6 rebanadas frescas de pan integral.
Aceite de oliva

Instrucciones:

Precalienta el horno a 350 grados. En un tazón pequeño, combina los primeros cuatro ingredientes. Rocía una bandeja para hornear con aceite en aerosol antiadherente y coloca el pan en rebanadas. Coloca la mezcla de tomate con una cuchara uniformemente sobre las cuatro rebanadas. Rocía con aceite de oliva. Hornea por unos 15 minutos, o hasta que el pan esté tostado.

HUMMUS DE ACEITUNA NEGRA

El hummus es un alimento vegetariano clásico que es bajo en grasa y alto en proteínas. Unta sobre galletas veganas integrales o sirve con pan.

1 lata de 15 oz de garbanzos cocidos, escurridos y enjuagados
1 cucharada de agua
1/3 taza de jugo de limón fresco
1/4 taza de aceitunas negras sin hueso, picadas

Instrucciones:

Combina todos los ingredientes en un procesador de alimentos o licuadora y presiona hasta que esté cremoso. Transfiere a un plato y sírvelo con galletas, pan o trozos de pita de grano entero.

Trocitos de Col Rizada al Estilo Buffalo

RINDE APROX. 4 TAZAS

La col rizada es un excelente contorno o merienda. **Puedes disfrutar de los trocitos solos, mezclarlos con levadura nutricional, espolvorearlos con tus hierbas o condimentos favoritos, o hacerlas picantes como estas que quedan crujientes al estilo Buffalo.**

1 puñado de col rizada
½ taza de anacardos crudos, remojados por 3 horas, luego escurridos
½ taza de pimiento rojo cortado en cubitos
2 cucharadas de levadura nutricional
¼ taza de salsa picante (como Frank's Red Hot)
1 cucharadita de pimentón ahumado
1 cucharadita de chile chipotle en polvo (opcional)
½ cucharadita de sal marina

Instrucciones:

1. Retira cualquier tallo grueso de la col rizada. Lava bien las hojas, luego sécalas bien en un escurridor de ensaladas o en un paño de cocina limpio. Deben estar muy secas. Rasgar o corta las hojas grandes en trozos de 2 pulgadas. Precalienta el horno a 350 ° F. Coloca papel pergamino en dos bandejas grandes para hornear. Colócalas aparte.

2. En un procesador de alimentos o licuadora de alta velocidad, combina los anacardos, el pimiento, la levadura nutricional, salsa picante, paprika, polvo de chile chipotle (si lo usas) y sal. Procesa hasta que quede suave. La salsa debe ser espesa, pero si es demasiado espesa, agrega un poco de agua, 1 cucharada a la vez.

3. Transfiere las hojas de col a un bol. Vierta la salsa y mezcle para cubrir, masajeando la salsa en las hojas. Coloque la col rizada en una sola capa sobre las bandejas preparadas. Hornea durante 20 minutos. Retira cualquier pieza que esté crujiente y voltea cualquier pieza que no esté crujiente, luego devuélvelas al horno hasta que estén crujientes, vigilando que no se quemen, de 5 a 10 minutos más.

Frijoles Negros y Tomates Secos

RINDE APROX. 1½ TAZAS

Los tomates secos y el vinagre balsámico añaden una complejidad al sabor de esta salsa. Sírvela con galletas integrales o pan tostado.

¼ taza de tomates secos reconstituidos o envasados en aceite
1½ tazas cocidas o 1 lata (15.5 onzas) de frijoles negros, escurridos y enjuagados
1 cucharada de vinagre balsámico
2 cucharadas de perejil fresco picado
¼ cucharadita de mejorana o albahaca seca
Sal y pimienta negra recién molida.

Instrucciones:

En un procesador de alimentos, procesa los tomates hasta que estén finamente picados. Añade los frijoles y presiona en el procesador durante el tiempo suficiente para triturarlos un poco. Añade el vinagre, el perejil, la mejorana, sal y pimienta al gusto. Procesa hasta que se mezclen, dejando algo de textura.

Bolas De Arroz Con Queso

PARA 4 PERSONAS

Las bolas doradas de arroz con queso bañadas en la cálida salsa marinara hacen un delicioso aperitivo caliente para una comida italiana. Asegúrate de planificar con anticipación para que los anacardos tengan suficiente tiempo para remojarse y el arroz tenga suficiente tiempo para enfriarse antes de continuar con la receta.

½ taza de anacardos crudos, remojados por 3 horas, luego escurridos
1 cucharada de pimiento rojo asado o pimientos en tarro, secados
1 diente de ajo machacado
1 cucharada de vinagre de sidra
1 cucharada de agua o vino blanco seco.
½ cucharadita de mostaza morena oscura
2 cucharadas de levadura nutricional
¼ cucharadita de sal
¼ cucharadita de cebolla en polvo
¼ cucharadita de pimentón ahumado
Pizca de cúrcuma molida
2 tazas de arroz integral bien cocido (suave)
⅓ taza de cebolletas finamente picadas
¼ taza de nueces molidas o migas de pan secas
¼ taza de maicena
Aceite de semillas de uva, para freír.
Salsa Marinara, Calentada, Para Servir

Instrucciones:

1. En un procesador de alimentos o licuadora de alta velocidad, combina los anacardos, el pimiento rojo asado , el ajo, el vinagre, el agua y la mostaza. Procesa hasta que quede suave. Añade la levadura nutricional, sal, cebolla en polvo, pimentón y cúrcuma. Procesa hasta que quede suave, raspando los lados según sea necesario.

2. Coloca la mezcla en un bol. Añade el arroz cocido y las cebolletas. Mezcla bien. Refrigera por 2 horas para que se ponga firme, luego forma bolas de 1½ pulgada con la mezcla.

3. Combina las nueces con la maicena en un tazón poco profundo y mezcla para combinar. Enrolla cada bola de arroz en la mezcla de nueces. Calienta una capa delgada de aceite en una sartén antiadherente. Agrega las bolas de arroz, unas pocas a la vez, y cocina hasta que estén bien doradas, de 2 a 3 minutos, girando según sea necesario. Repite hasta que todas las bolas de arroz estén cocidas. Sirve caliente o a temperatura ambiente con salsa marinara caliente.

Cuadrados de Alcachofa y Nuez

HACE 16 CUADRADOS

Tostados con trozos de corazones de alcachofa marinados y cubiertos con nueces molidas, estos cuadrados deliciosos son fáciles de preparar y se pueden elaborar por adelantado, luego se recalientan en un horno moderado o se sirven a temperatura ambiente. Si se cocina para una multitud, esta receta se puede duplicar fácilmente.

¼ taza más
1 cucharada de aceite de oliva
1 cebolla amarilla grande, picada
2 dientes de ajo, picados
½ cucharadita de tomillo seco
Sal y pimienta negra recién molida
1 jarrón (12 onzas) de corazones de alcachofa marinados, escurridos y picados
1½ tazas de harina para todo uso
2 cucharadas de levadura nutricional
2 cucharaditas de polvo de hornear
2 cucharadas de perejil fresco picado
¾ taza de leche de almendras sin azúcar
2 cucharadas de jugo de limón fresco
1/2 taza de nueces molidas

Instrucciones:

1. Precalienta el horno a 425 ° F. Calienta 1 cucharada de aceite en una sartén a fuego medio. Agrega la cebolla, cubre y cocina hasta que se ablande, 5 minutos. Agrega el ajo y el tomillo. Sazona con sal y pimienta al gusto y cocina por 30 segundos, luego retira del fuego, agrega las alcachofas y deja enfriar.

2. En un tazón, combina la harina, la levadura nutricional, el polvo de hornear y 1 cucharadita de sal. Agrega el ¼ de taza de aceite restante y revuelve hasta que la mezcla parezca migas gruesas. Añade el perejil, la leche de almendras y revuelve para combinar. Agrega la mezcla de alcachofa y cebolla y la mitad de las nueces.

3. Extiende la mezcla uniformemente sobre el fondo de una cacerola cuadrada de 8 pulgadas ligeramente engrasada. Espolvorea la parte superior con las nueces restantes. Hornear hasta que esté caliente y cocido, por unos 30 minutos. Deja enfriar un poco antes de cortar en cuadrados. Sirve caliente o a temperatura ambiente.

Champiñones Rellenos de Espinacas y Nueces

PARA 4 PERSONAS

Estos jugosos champiñones se rellenan con una sabrosa mezcla de espinacas, nueces y ajo. Deliciosos y fáciles de hacer, se pueden organizar en una bandeja como comida para llevar o en platos pequeños para servir como aperitivo para una cena especial.

2 cucharadas de aceite de oliva
1 libra de sombreros blancos de champiñones, tallos reservados
1 diente de ajo, picado
1 taza de espinacas cocidas picadas
1 taza de nueces finamente picadas
½ taza de pan rallado
Sal y pimienta negra recién molida.

Instrucciones:

1. Precalienta el horno a 400 °F y engrasa ligeramente una bandeja para hornear lo suficientemente grande como para que quepan las tapas de los hongos en una sola capa. Calienta el aceite en una sartén grande a fuego medio. Agrega los sombreros de champiñones y cocina por 2 minutos para ablandar un poco. Retira de la sartén y reserva.

2. Pica los tallos de los champiñones y añade a la misma sartén. Agrega el ajo y cocina a fuego medio hasta que se ablanden, aproximadamente 2 minutos. Exprime cualquier exceso de agua de la espinaca, luego agrega la espinaca a la sartén junto con las nueces, las migas de pan y sal y pimienta al gusto. Cocina por 2 minutos, revolviendo bien para combinar.

3. Rellena los sombreros de champiñones con la mezcla de relleno y colócalos en una sola capa en la bandeja para hornear. Hornea hasta que los champiñones estén tiernos y el relleno esté caliente, aproximadamente 10 minutos. Servir caliente.

Rollos de Verano de Mango y Aguacate

RINDE DE 10 A 12 ROLLOS

Sirve estos refrescantes rollos de verano con la salsa de Mango-Ponzu o tu salsa favorita. Busca envoltorios de papel de arroz y fideos de arroz en mercados asiáticos, supermercados bien surtidos o en línea.

3 onzas de fideos de arroz o fideos de hilo de frijol
12 envoltorios de papel de arroz
2 aguacates Hass maduros
1 cucharada de jugo de limón fresco
1 mango maduro, pelado, picado y cortado longitudinalmente en tiras de ¼ de pulgada
1 pepino inglés, pelado, reducido a la mitad a lo largo, sin semillas y cortado en tiras finas
2 tazas de lechuga romana o iceberg en rodajas finas
Sal y pimienta negra recién molida.
½ taza de hojas frescas de cilantro
Salsa De Mango-Ponzu, para servir

Instrucciones:

1. Remoja los fideos en agua caliente hasta que estén transparentes, aproximadamente 1 minuto, y escurre bien. Corta los fideos en longitudes de 4 pulgadas y reserva en un tazón.

2. Llena un recipiente grande y poco profundo con agua tibia y agrega una envoltura de papel de arroz, empapándola en el agua durante unos segundos hasta que esté suave. Retírala del agua y colócala sobre una tabla de cortar seca.

3. Pela y pica los aguacates y córtalos en tiras de ¼ de pulgada. Mezcla las tiras de aguacate con el jugo de limón para evitar la decoloración, luego coloca 2 o 3 tiras de aguacate en el centro del rollo, dejando un margen de 1 pulgada en cada extremo de la rollo. Cubre con unas tiras de mango, seguido de una capa de tiras de pepino. Coloca encima los fideos de arroz y una capa de tiras de lechuga. Condimentar con sal y pimienta y espolvorear con algunas de las hojas de cilantro. Tira de un lado del papel de arroz sobre el relleno, doblando los dos extremos cortos, enrollando firmemente para encerrar el relleno. Transfiere a un plato de servir y repita con las envolturas restantes y los ingredientes de relleno. Sirve inmediatamente, con la salsa, o cubre los rollos con un paño húmedo durante no más de 1 hora antes de servir.

Salsa De Mango-Ponzu

RINDE APROX. 1 TAZA

La salsa ponzu es un líquido cítrico japonés para cocinar disponible en supermercados bien surtidos, mercados asiáticos y tiendas gourmet.

1 taza de mango maduro cortado en cubitos
2 cucharadas de agua
1 cucharada de salsa ponzu
2 cucharaditas de salsa de soja
¼ cucharadita de salsa sriracha
¼ cucharadita de azúcar

Instrucciones:

1. Combina todos los ingredientes en una licuadora y mezcla hasta que quede suave, agregando más agua si es necesario para lograr una consistencia similar a la de una salsa.

2. Transfiere a un tazón pequeño para servir. Si no lo usas de inmediato, cúbrelo con plástico y refrigera hasta que esté listo para usar.

Hummus De Chipotle-Pinto Ahumado

RINDE APROX. 1½ TAZA

Los frijoles pintos y los chiles chipotles picantes se combinan para crear una salsa inspirada en hummus que combina muy bien con los chips de tortilla.

1 diente de ajo machacado
1½ tazas cocidas o 1 lata (15.5 onzas) de frijoles pintos, escurridos y enjuagados
1½ cucharaditas de chiles chipotle en lata en salsa de adobo
2 cucharaditas de jugo de limón fresco
Sal y pimienta negra recién molida
1 cucharada de cebolletas finamente picadas

Instrucciones:

1. Pica el ajo en un procesador de alimentos. Agrega los frijoles pintos y el chipotle y procesa hasta que esté suave. Agrega el jugo de limón y sal y pimienta al gusto. Procesa hasta que esté bien mezclado.

2. Transfiere a un bol y espolvorea con las cebolletas. Sirve de inmediato, o cubre y refrigera por una hora o dos para permitir que los sabores se intensifiquen.

Paté De Champiñones Suave y Ajedrea

RINDE APROX. 1½ TAZAS

Los anacardos molidos dan a este lujoso paté una riqueza mantecosa que hará que desaparezca rápidamente. Sirve con una selección de galletas o panes para untar.

1 cucharada de aceite de oliva
½ taza de cebolla picada
1 diente de ajo, picado
2 tazas de champiñones rebanados
½ cucharadita de ajedrea seca o tomillo
1 cucharada de brandy o coñac
1 cucharada de salsa de soja
Sal y pimienta negra recién molida.
½ taza de anacardos crudos, remojados por 3 horas, luego escurridos
Perejil fresco picado, para decorar.

Instrucciones:

1. Calienta el aceite en una sartén mediana a fuego medio. Agrega la cebolla y el ajo, cubre y cocina hasta que estén suaves, aproximadamente 5 minutos. Destapa y añade los champiñones y la ajedrea. Agrega el brandy, la salsa de soya y sal y pimienta al gusto. Cocina, revuelve ocasionalmente, hasta que los champiñones estén blandos y el líquido se haya evaporado, unos 5 minutos. Deja enfriar.

2. Coloca los anacardos en un procesador de alimentos y muele hasta obtener una pasta. Agrega la mezcla de hongos enfriada y procesa hasta que esté suave. Coloca el paté en una olla pequeña o tazón de servir. Suaviza la parte superior y espolvorea con perejil. Cubre y refrigera por lo menos una hora antes de servir.

SOPAS

SOPA DE GARBANZOS ESTILO GRIEGO

Este es un ejemplo de un delicioso plato griego que es apto para veganos. Sirve con rebanadas de pan fresco integral y una ensalada.

3 latas de 15 onzas de garbanzos, escurridos y enjuagados
1 cebolla grande, picada
1 cucharadita de romero seco
3 cucharadas de perejil fresco, picado
1 cucharadita de sal marina
4 dientes de ajo, bien picados
1, lata de 28 onzas de tomate triturado (mantener el jugo)
3 tazas de agua
2 cucharadas de aceite de oliva
Sal y pimienta al gusto

Instrucciones:

Agrega todos los ingredientes a una olla grande. Deja hervir, luego cocina a fuego lento durante una hora hasta que los sabores estén bien mezclados. También puedes cocinarlo en una olla de barro a temperatura baja durante 4-6 horas.

SOPA MINESTRONE CLÁSICA

Este es un favorito de todos los tiempos. Lo bueno de esto es que puedes usar cualquier vegetal que tengas a mano. Esta receta puede ponerte en marcha.

2 zanahorias grandes, peladas y picadas
3 tallos de apio, picados
1 cebolla mediana, picada
2 dientes de ajo, picados
2 calabacines, picados
1 taza de flores de brócoli
1 taza de hojas de espinaca
1 lata de tomates triturados
1 taza de frijoles enlatados, enjuagados
8 tazas de agua
1 taza de pasta pequeña como codos u orzo
sal y pimienta para probar
Perejil fresco picado para una guarnición

Instrucciones:

Combina todos los ingredientes excepto la pasta en una olla de sopa. Deja hervir y luego cocina a fuego lento durante al menos una hora hasta que los vegetales estén blandos. Agrega pasta durante los últimos quince minutos de cocción y cocina durante ocho a diez minutos. También puedes cocinar la sopa en la olla de barro. Solo agrega todos los ingredientes a la vez.

Sopa Minestrone

RINDE DE 4 A 6 PORCIONES

Esta clásica sopa italiana de vegetales sabe mejor el día después de que se haga, así que planea hacerla con anticipación. Siéntete libre de variar los vegetales como desees. Por ejemplo, puedes sustituir el repollo por espinacas o usar frijoles blancos o garbanzos en lugar de frijoles rojos. En lugar de cebada, la pasta de sopa cocida pequeña es una buena adición, pero para obtener mejores resultados, la pasta debe cocinarse por separado y agregarse cuando esté lista para servir.

1 cucharada de aceite de oliva
1 cebolla amarilla grande, picada
1 rama de apio, picada
1 zanahoria grande, picada
3 dientes de ajo, picados
2 tazas de repollo rallado
1 (14 onzas) de tomates en cubitos, sin escurrir
1½ tazas cocidas o 1 lata (15.5 onzas) de frijoles rojos oscuros, escurridos y enjuagados
¼ taza de cebada perlada
¼ taza de guisantes secos
6 tazas de caldo de vegetales o agua
½ cucharadita de orégano seco
½ cucharadita de albahaca seca
Sal y pimienta negra recién molida
3 cucharadas de perejil fresco picado

Instrucciones:

1. Calienta el aceite en una olla grande a fuego medio. Añade la cebolla, el apio, la zanahoria y el ajo. Cubre y cocina hasta que se ablande, aproximadamente 5 minutos. Agrega la col, los tomates, los frijoles, la cebada y los guisantes. Añade el caldo, el orégano y la albahaca y sazona con sal y pimienta al gusto. Deja hervir, luego reduce a fuego lento y cocina a fuego lento, parcialmente cubierto, durante 1 hora o más, hasta que los vegetales estén tiernos.

2. Prueba y ajusta los condimentos, si es necesario. Agrega un poco más de caldo si el líquido se reduce demasiado. Justo antes de servir, agrega el perejil.

Sopa de Verdes y Frijoles

PARA 4 PERSONAS

Esta sopa rápida y deliciosa es un plato regular semanal en mi casa. Lo hago con cualquier variedad de verdes (y frijoles) que tenga a mano. Para una sopa más fuerte, me gusta agregar un poco de arroz cocido o pasta a la olla unos minutos antes de servir.

1 cucharada de aceite de oliva
1 cebolla amarilla grande, picada
4 dientes de ajo grandes, picados
3 tazas de frijoles cannellini cocidos o 2 latas (15.5 onzas) o de tu frijol favorito; escurridos y enjuagados.
6 tazas de caldo de vegetales
1 cucharadita de albahaca seca
½ cucharadita de orégano seco
¼ cucharadita de pimientos rojos
Sal y pimienta negra recién molida
6 tazas de col rizada picada u otros vegetales de hojas verdes oscuras

Instrucciones:

1. Calienta el aceite en una olla grande a fuego medio. Agrega la cebolla, cubra y cocina hasta que se ablande, aproximadamente 5 minutos. Agrega el ajo y cocina por 1 minuto más.

2. Agrega los frijoles, el caldo, la albahaca, el orégano, los pimientos rojos y la sal y pimienta al gusto. Deja que hierva, luego ponlo a fuego lento. Agrega los vegetales y continúa cocinando hasta que los vegetales estén tiernos y los sabores se hayan mezclado, de 15 a 20 minutos. Prueba y ajuste los condimentos, si es necesario. Sirve caliente.

Bizcocho De Espárragos Y Edamame

PARA 4 PERSONAS

Para obtener la textura más cremosa, haz un puré de esta elegante y deliciosa sopa en una licuadora de alta velocidad o, si usas una licuadora o procesador de alimentos, cuela a través de un tamiz de malla fina antes de servir. Como guarnición opcional, puedes reservar algunas puntas de espárragos o edamame cocidos.

**1 cucharada de aceite de oliva
2 puerros, solo parte blanca, picados
2 chalotes, picados 4 tazas de caldo de verduras
1½ tazas de edamame sin cáscara fresco o congelado, descongelarlos
Sal
1 libra de espárragos frescos, cortados en trozos de 1 pulgada de largo
Pimienta de cayena
Semillas de sésamo negro o perejil fresco picado, para decorar (opcional)**

Instrucciones:

1. Calienta el aceite en una olla grande a fuego medio. Agrega los puerros y chalotes, cubre y cocina hasta que estén suaves, aproximadamente 5 minutos. Agrega el caldo, el edamame y la sal al gusto. Deja que hierva, luego baja el fuego y cocina a fuego lento durante 15 minutos. Añade los espárragos y la cayena al gusto. Vuelve a hervir, luego disminuye el fuego a medio, cubre y cocina hasta que las verduras estén tiernas, aproximadamente 10 minutos más.

2. Transfiere la sopa a una licuadora o procesador de alimentos de alta velocidad y haz un puré hasta que quede suave. Vuelve a la sopa en la olla; prueba y ajusta los condimentos, añade más líquido si está demasiado espeso. Recalienta la sopa a fuego lento hasta que esté caliente. Para servir, sirve en tazones y decora con semillas de sésamo o perejil, si lo deseas.

Sopa Medley De Champiñones

RINDE DE 4 A 6 PORCIONES

Para obtener más contraste y profundidad de sabor, incluye algunos hongos morel, porcini u ostra , si están disponibles. Agrega arroz cocido, cebada u orzo, cerca del momento final de la cocción, es una buena adición. Para agregar un poco de color, también puedes agregar ½ taza de arvejas congeladas aproximadamente 10 minutos antes de la hora de servir.

1 cucharada de aceite de oliva
1 cebolla amarilla grande, picada
1 zanahoria, picada
1 rama de apio, picada
8 onzas de champiñones shiitake, de tallos y rebanados
8 onzas de hongos cremini, en rodajas o en cuartos
8 onzas de champiñones blancos, en rodajas
6 tazas de caldo de vegetales
¼ taza de perejil fresco picado
1 cucharadita de tomillo fresco picado, o ½ cucharadita de tomillo seco
Sal y pimienta negra recién molida.

Instrucciones:

Calienta el aceite en una olla grande a fuego medio. Añade la cebolla, la zanahoria y el apio. Cubre y cocina hasta que se ablanden, unos 10 minutos. Revuelve los champiñones, agrega el caldo, y lleva a ebullición. Pon el fuego bajo, agrega el perejil y el tomillo, y sazona con sal y pimienta al gusto. Cocina a fuego lento hasta que los vegetales estén tiernos, aproximadamente 30 minutos. Sirve caliente.

Sopa De Frijoles Negros Con Un Toque

RINDE DE 4 A 6

EL Jerez es una buena adición a esta cremosa sopa de frijoles negros, pero como no todos pueden estar de acuerdo, sirve el jerez por separado para que los comensales puedan agregar su propio toque a su gusto. Esto puede hacer que sea una presentación divertida si tiene un atractivo vinajero o vasitos de shots para servir el jerez.

1 cucharada de aceite de oliva
2 zanahorias, picadas
1 cebolla amarilla grande, picada
1 costilla de apio, picada
1 pimiento verde pequeño, sin semillas y picado.
2 dientes de ajo, picados
4 tazas de caldo de verduras
4½ tazas cocidas o 3 latas (15.5 onzas) de frijoles negros, escurridos y enjuagados
1 cucharadita de mejorana seca o tomillo
1 cucharadita de sal
¼ cucharadita de pimienta negra recién molida
2 cucharadas de perejil fresco picado o cilantro
⅓ taza de jerez seco

Instrucciones:

1. Calienta el aceite en una olla grande a fuego medio. Agrega las zanahorias, la cebolla, el apio, el pimiento y el ajo. Tapa y cocina hasta que los vegetales estén tiernos, revolviendo ocasionalmente, aproximadamente 10 minutos. Agrega el caldo, frijoles, mejorana, sal y pimienta. Deja hervir, luego pon a fuego lento y cocina hasta que la sopa espese, aproximadamente 45 minutos.

2. Usa una batidora de inmersión para hacer pure con un poco de la sopa, o licúa una porción de la sopa en una licuadora o procesador de alimentos, luego devuelva la sopa a la olla para recalentar.

3. Cuando esté lista para servir, vierte la sopa en tazones y adorna con el perejil. Sirve acompañado del jerez, que se puede verter en una vinagrera o en vasos tipo shot individuales para ser agregados en la sopa según el gusto.

Calabaza Butternut Al Curry y Sopa De Lentejas Rojas Con Acelgas

RINDE DE 4 A 6

Esta fragante sopa tiene una rica complejidad de sabor que sabe como si hubiese tomado horas para hacerla. Sírvela con roti caliente, paratha u otro pan indio. Sustituye el kale o la espinaca por acelga, si lo deseas.

1 cucharada de aceite de oliva
1 cebolla amarilla grande, picada
1 calabaza pequeña, pelada y cortada en cubitos.
1 diente de ajo, picado
1 cucharada de jengibre fresco picado
1 cucharada de curry en polvo
5 tazas de caldo de verduras o agua
1 lata (14.5 onzas) de tomates triturados
1 taza de lentejas rojas, recogidas y enjuagadas
Sal y pimienta negra recién molida
3 tazas de acelga Suiza picada

Instrucciones:

1. Calienta el aceite en una olla grande a fuego medio. Añade la cebolla, la calabaza y el ajo. Cubre y cocina hasta que se ablanden, unos 10 minutos. Revuelve el jengibre y el curry en polvo, luego agrega el caldo, los tomates, las lentejas, y la sal y la pimienta al gusto.

2. Deje hervir, pon el fuego bajo y cocine a fuego lento hasta que las lentejas y los vegetales estén parcialmente blandos, revolviendo ocasionalmente, aproximadamente 15 minutos. Revuelve con la acelga y cocina a fuego lento durante 15 minutos más, hasta que todo esté tierno. Sirve caliente.

Sopa Picante De Frijoles Pinto y Tomates Con Chiles Verdes

PARA 4 PERSONAS

La sorprendente adición de mantequilla de maní agrega una suave riqueza a esta sopa picante. Si no te gusta el picor, usa chiles verdes dulces en lugar de los picantes, la sopa seguirá estando muy sabrosa.

1 cucharada de aceite de oliva
1 cebolla amarilla grande, picada
1 lata (28 onzas) de tomates triturados
1½ tazas cocidas o 1 (15.5 onzas) lata de frijoles pintos, escurridos y enjuagados
1 (4 onzas) de chiles verdes picantes o dulces picados, escurridos
4 tazas de caldo de vegetales o agua
2 cucharadas de crema de cacahuate cremosa
sal
1 cucharada de jugo de limón fresco
Perejil fresco picado o cilantro, para decorar

Instrucciones:

1. Calienta el aceite en una olla grande a fuego medio. Agrega la cebolla, cubre y cocina hasta que esté suave, aproximadamente 10 minutos. Incorpora los tomates, los frijoles pintos y los chiles. Hierve a fuego lento, durante 15 minutos. Añade el caldo, la mantequilla de maní y la sal al gusto y cocina a fuego lento durante 15 minutos más.

2. Usa una batidora de inmersión para hacer un puré de la sopa en la olla o transfiérelo a una licuadora o procesador de alimentos y haz un puré hasta que quede suave, luego devuelve la sopa a la olla. Agrega el jugo de limón y cocina a fuego lento, revolviendo, hasta que esté caliente. Sirve acompañado con perejil.

Chile Tres Alarmas

PARA 4 PERSONAS

Puedes hacer que este chile sea más o menos "alarmante" para que se adapte a tu propia tolerancia al picante. Si quieres más picante, usa dos chiles y un chile picante en polvo. Para una versión más suave, omite los chiles, use un chile en polvo de baja a media intensidad y agrega la cayena a tu propia discreción.

1 cucharada de aceite de oliva
1 cebolla amarilla grande, picada
1 pimiento rojo pequeño, sin semillas y picado
1 o 2 chiles jalapeños o serranos, sin semillas y picados
4 dientes de ajo, picados
1 lata (28 onzas) de tomates triturados
1½ tazas de agua o caldo de verduras
2 cucharadas de chili en polvo
½ cucharadita de orégano seco
½ cucharadita de comino molido
½ cucharadita de pimentón ahumado
¼ cucharadita de pimienta de cayena
½ cucharadita de sal
¼ cucharadita de pimienta negra recién molida
3 tazas cocidas o 2 latas (15.5 onzas) de frijoles rojos oscuros, escurridos y enjuagados
1½ tazas cocidas o 1 lata (15.5 onzas) de frijoles pintos, escurridos y enjuagados
1 taza de granos de maíz congelados, descongelados (opcional)

Instrucciones:

1. Calienta el aceite en una cacerola grande a fuego medio. Agrega la cebolla, el pimiento, los chiles y el ajo. Cubre y cocina hasta que se ablanden, unos 10 minutos.

2. Agrega los tomates, el agua, el chile en polvo, el orégano, el comino, el pimentón, la pimienta de cayena, la sal y la pimienta negra. Deja que hierva, luego pon el fuego bajo y añade frijoles. Tapa y cocina a fuego lento durante 20 minutos, revolviendo ocasionalmente. Destapa; prueba y ajusta los condimentos, si es necesario (es posible que debas agregar más sal si usaste agua en lugar de caldo). Cocina a fuego lento, sin tapar, revolviendo ocasionalmente, durante unos 15 minutos más. Unos minutos antes de que esté listo para servir, agrega el maíz, si lo usa.

Ratatouille

RINDE DE 4 A 6 PORCIONES

La adición de frijoles blancos a este clásico guiso de verduras provenzal hace que sea lo suficientemente abundante como para disfrutar de una comida de un solo plato que se sirve con pan caliente y crujiente.

1 cucharada de aceite de oliva
1 cebolla amarilla, picada
3 dientes de ajo, picados
2 calabacines, picados
1 berenjena, pelada y picada.
1 pimiento rojo, sin semillas y picado.
1 pimiento amarillo, sin semillas y picado.
1 lata (14.5 onzas) de tomates cortados en cubitos, escurridos
1½ tazas cocidas o 1 lata (15.5 onzas) de frijoles blancos, escurridos y enjuagados
Sal y pimienta negra recién molida.
½ taza de caldo de vegetales o agua
1 cucharadita de mejorana seca
1 cucharadita de tomillo seco
2 cucharadas de perejil fresco picado

Instrucciones:

1. Calienta el aceite en una olla grande a fuego medio. Agrega la cebolla, cubre y cocina hasta que se ablande, aproximadamente 5 minutos. Agrega el ajo y cocina por 30 segundos. Revuelve los calabacines, berenjenas, pimientos rojos y amarillos, tomates y frijoles. Sazona con sal y pimienta negra al gusto y cocina, revolviendo, durante 5 minutos. Agrega el caldo, la mejorana y el tomillo. Cubre, reduce a fuego lento y cocina a fuego lento hasta que las verduras estén tiernas pero no blandas, aproximadamente durante 30 minutos.

2. Revuelva el perejil prueba y ajusta los condimentos, si es necesario. Sirve caliente.

Estofado De Frijol Negro Brasileño

PARA 4 PERSONAS

Esta tentadora receta se inspiró en una que compartió conmigo mi amigo Francis Janes, un talentoso cocinero vegano. Este hermoso guiso no solo es visualmente atractivo, sino que el sabor es sublime también. Sirve sobre quinua o arroz recién cocido.

1 cucharada de aceite de oliva
1 cebolla roja grande, picada
3 dientes de ajo, picados
1 batata mediana, pelada y cortada en cubitos
1 pimiento rojo, sin semillas y cortado en cubitos.
1 (14.5 onzas) de tomates en cubitos, sin escurrir
1 chile jalapeño, sin semillas y picado.
1 taza de caldo de verduras
3 tazas cocidas o 2 latas (15.5 onzas) de frijoles negros, escurridos y enjuagados
½ cucharadita de sal
1 mango maduro, pelado, picado y cortado en cubitos.
½ taza de cilantro fresco picado

Instrucciones:

1. Calienta el aceite en una olla grande a fuego medio. Añade la cebolla, cubre y cocina hasta que se ablanden, aproximadamente 5 minutos, agrega el ajo y cocina por 2 minutos más. Agrega la batata, el pimiento, los tomates, el chile y el caldo. Pon a hervir. Baja el fuego, cubre y hierve a fuego lento hasta que las batatas estén tiernas pero firmes, aproximadamente 15 minutos.

2. Agrega los frijoles y la sal. Cocina a fuego lento, sin tapar, hasta que esté caliente, aproximadamente 5 minutos. Agrega el mango y cocina hasta que esté caliente, aproximadamente 1 minuto. Agrega el cilantro y sirve caliente.

ENSALADAS

ENSALADA CÉSAR VEGANA

La ensalada César es un clásico, pero el aderezo definitivamente no es apto para veganos. Esta receta cambia eso.

Ingredientes para el Aderezo:

1/2 taza de mayonesa vegana
1/2 taza de levadura de cerveza
Jugo de 1 limón
2 cucharaditas de pimienta agrietada

Ingredientes para la Ensalada:

4 tazas de hojas de lechuga romana rasgadas
1 taza de aceitunas negras picadas
3 cucharadas de queso parmesano de soya rallado

Instrucciones:

En el fondo de una ensaladera grande, mezcla todos los ingredientes del aderezo para ensaladas. Mezcla la lechuga romana hasta que el aderezo esté bien cubierto. Cubre con aceitunas negras y queso parmesano y sirve.

ENSALADA CLÁSICA

La ensalada clásica es por naturaleza vegana. Simplemente elige los vegetales que desees y el aderezo que desees, siempre que seas vegano. También puedes hacer tus propios aderezos veganos. Las vinagretas son especialmente fáciles porque todo lo que requieren es partes iguales de aceite y vinagre batidos juntos. También puede agregar sal, pimienta y especias al gusto.

Las ensaladas son buenas porque puedes usar lo que tengas en la casa. Mantén tu nevera bien surtida con productos y podrás preparar una ensalada saludable cuando lo desees.

Salsa de Zanahoria Con Edamame y Almendras

PARA 4 PERSONAS

Esta ensalada es excelente por muchas razones, desde las zanahorias ralladas y coloridas y el edamame rico en proteínas hasta el aderezo cremoso, dulce y ácido y lo crujiente de las almendras tostadas. Agrega a esto el hecho de que también es deliciosa y saludable, y tienes una súper ensalada.

3 cucharadas de jugo de limón fresco
2 cucharadas de mantequilla de almendras
2 cucharadas de mermelada de mango o lima
2 cucharadas de agua
1 cucharadita de sal
1 libra de zanahorias, peladas y ralladas
2 tazas de edamame de cáscara cocido
½ taza de cilantro fresco picado
¼ taza de cebollines picados
¼ taza de almendras cortadas, tostadas

Instrucciones:

1. En una licuadora, combina el jugo de limón, la mantequilla de almendras, la mermelada, el agua y la sal. Mezcla hasta que esté suave.

2. En un tazón grande, combina las zanahorias, el edamame, el cilantro y las cebolletas. Agrega el aderezo y mezcla para combinar. Adorna con las almendras y sirve.

Fideos Fríos Con Guisantes De Nieve Y Tofu Al Horno

PARA 4 PERSONAS

Prepara esta liviana pero satisfactoria ensalada al menos 30 minutos antes para obtener el mejor sabor. Hechos de harina de frijol mungo, los fideos de vidrio también se llaman fideos de celofán, fideos de hilo de frijol y *harusame*. El tofu al horno marinado está disponible en supermercados bien surtidos y en tiendas de alimentos naturales. Busca uno marinado con sabores tailandeses o asiáticos para obtener mejores resultados.

4 onzas de fideos de vidrio
1 paquete de (8 onzas) de tofu marinado al horno, cortado en dados de ½ pulgada
4 onzas de arvejas, cortadas y cortadas diagonalmente en piezas de 1 pulgada
1 pepino inglés, pelado, sin semillas, y en rodajas finas
1 zanahoria, rallada
¼ taza de cebollines picados
2 cucharadas de cilantro fresco picado
½ taza de maní tostado sin sal, triturado o picado
3 cucharadas de aceite de sésamo oscuro (tostado)
2 cucharadas de jugo de limón fresco
2 cucharadas de vinagre de arroz
1 cucharada de salsa de soja
1 diente de ajo, picado
1 cucharadita de azúcar

Instrucciones:

1. Hierve agua en una cacerola. Añade los fideos y retira del fuego. Deja los fideos en remojo en el agua caliente hasta que estén blandos, de 8 a 10 minutos. Escurre bien y enjuaga con agua fría. Corta los fideos en tercios y colócalos en un recipiente grande.

Agrega el tofu, los guisantes, el pepino, la zanahoria, las cebolletas, el cilantro y los maníes.

2. En un tazón pequeño, combina el aceite de sésamo, el jugo de limón, el vinagre, la salsa de soya, el ajo y el azúcar, revolviendo para mezclar bien. Agrega el aderezo a la ensalada y mezcle suavemente para combinar. Refrigera por lo menos 30 minutos antes de servir.

Ensalada de Berros, Hinojo y Aguacate Con Cerezas Secas Y Macadamias

PARA 4 PERSONAS

Esta elegante ensalada, con sus ingredientes de lujo, es un excelente primer plato para una cena especial. Dado que las cerezas secas pueden ser costosas, es posible que desees utilizar los arándanos secos más económicos. Un tipo diferente de fruto seco, como nueces o anacardos, puede ser sustituido por las macadamias también. Si el berro no está disponible, usa más de tus hojas verdes favoritas.

3 cucharadas de aceite de oliva
2 cucharadas de vinagre de jerez
2 cucharaditas de chalota picada
½ cucharadita de azúcar
½ cucharadita de sal
⅛ cucharadita de pimienta negra recién molida
2 racimos de berros, tallos duros removidos (aproximadamente 4 tazas)
2 tazas de hojas verdes picadas para ensalada
1 bulbo de hinojo, en rodajas finas
⅓ taza de cerezas o arándanos secos
¼ taza de nueces de macadamia, picadas en trozos grandes
1 aguacate Hass maduro

Instrucciones:

1. En un procesador de alimentos o licuadora, combina el aceite, el vinagre, la chalota, el azúcar, la sal y la pimienta y mezcla hasta que quede suave.

2. En un tazón grande, combina el berro, las hojas verdes de ensalada, el hinojo, las cerezas y las macadamias. Pica y pela el aguacate y corta en dados pequeños. Añade a la ensalada, junto con el aderezo, y mezcla suavemente para combinar. Divide entre los platos de ensalada a servir.

Ensalada Griega De La Costa Oeste

PARA 4 PERSONAS

En esta versión vegana de una ensalada griega, el tofu representa el queso feta, pero la verdadera estrella aquí es el aguacate cremoso. Me gusta servir esta ensalada con pan caliente a la parrilla.

14 onzas de tofu extra-firme, escurrido, enjuagado y seco
¼ taza de aceite de oliva
2 cucharadas de vinagre de arroz
1 cucharada de jugo de limón fresco
1 diente de ajo, picado
¾ cucharadita de sal
½ cucharadita de orégano seco
½ cucharadita de albahaca seca
¼ cucharadita de pimienta negra recién molida
1 lechuga romana de cabeza grande, cortada en trozos pequeños
1½ tazas cocidas o 1 lata (15.5 onzas) de garbanzos, escurridos y enjuagados
1 pepino inglés, pelado, sin semillas, y picado
½ taza de aceitunas Kalamata sin hueso, a la mitad
¼ taza de piñones tostados
¼ taza de perejil fresco picado
2 cucharadas de cebollines picados
2 aguacates Hass maduros

Instrucciones:

1. Corta el tofu en cubos de ½ pulgada y colócalo en un tazón poco profundo o en una fuente para hornear. En un tazón, combina el aceite, el vinagre, el jugo de limón, el ajo, la sal, el orégano, la albahaca y la pimienta. Mezcla bien y vierte sobre el tofu. Deja marinar el tofu durante al menos 1 hora, revolviendo de vez en cuando. Si se está marinando por más de 1 hora, cubrw y refrigera.

2. En un tazón grande, combina la lechuga, los garbanzos, el pepino, las aceitunas, los piñones, el perejil y las cebolletas. Pica, pela y corta los aguacates en cubitos y agrégalos a la ensalada. Agrega el tofu y la marinada y mezcla suavemente para combinar. Sirve inmediatamente.

Ensalada De Pasta Con Vegetales De Verano A La Parrilla

PARA 4 PERSONAS

Agrega garbanzos o tofu al horno en cubitos para obtener una ensalada más abundante. Si no hay una canasta para la parrilla, asa los vegetales enteros o a la mitad y córtalos en trozos pequeños después de que estén cocidos.

8 onzas de radiatore u otra pasta pequeña
⅓ taza más
2 cucharadas de aceite de oliva
3 cucharadas de vinagre de sidra
½ cucharadita de azúcar
½ cucharadita de sal
¼ cucharadita de mostaza seca
⅛ cucharadita de pimienta negra recién molida
1 taza de tomates cherry a la mitad
¼ taza de perejil fresco picado o albahaca
1 calabacín pequeño, cortado en rebanadas de ¼ de pulgada
1 calabaza amarilla pequeña, cortada en rebanadas de ¼ de pulgada
1 pimiento rojo, sin semillas y cortado en cubitos.
1 cebolla roja, cortada en cubitos
1 taza de champiñones blancos, en cuartos o en rodajas

Instrucciones:

1. Precalienta la parrilla y engrasa ligeramente una cesta. Hierve agua salada en una olla y cocina la pasta hasta que esté al dente, unos 10 minutos. Escurre bien y transfiere a un recipiente grande.

2. En un tazón pequeño, combina la ⅓ taza de aceite, vinagre, azúcar, sal, mostaza seca y pimienta negra. Vierte suficiente del

93

aderezo sobre la pasta para cubrir. Añade los tomates cherry y el perejil y mezclar.

3. En un tazón aparte, combina el calabacín, la calabaza amarilla, el pimiento, la cebolla y los champiñones. Agrega las 2 cucharadas de aceite restantes y sazona con sal y pimienta negra. Mezcla para cubrir. Transfiere los vegetales a la cesta de la parrilla. Coloca la cesta sobre la parrilla caliente y cocina hasta que los vegetales estén asadas por fuera y ligeramente tiernas por dentro, de 12 a 15 minutos. Agrega los vegetales asados a la mezcla de pasta y mezcla para combinar.

PLATOS PRINCIPALES

TACOS DE LENTEJAS VEGANAS

Las lentejas son un buen sustituto para la carne tradicional que suele ir en tacos.

1 taza de lentejas secas, marrones
1 lata de 8 onzas de salsa de tomate
1 paquete de taco para sazonar (vegano)
Tortillas de maíz o conchas de tacos
Lechuga romana rallada
Rebanadas de pepino
Tomates frescos picados
Crema agria de soya
Salsa
Guacamole

Instrucciones:

Remoja las lentejas en un tazón grande hasta que estén blandas, aproximadamente una hora. Transfiere a una cacerola y mezcla con la salsa de tomate y el condimento para tacos. Añade aproximadamente ¼ taza de agua. Cocina a fuego lento hasta que se caliente. Con una cuchara agrega la mezcla a las conchas de taco o tortillas y cúbrelas con crema agria, salsa, lechuga, pepino y tomate.

CAZUELA DE VEGETALES SALUDABLES

Las cazuelas son otra opción de cena saludable para los veganos. Lo bueno de ellos es que una vez que tienes la receta, puedes hacer sustituciones.

1 taza de arroz integral cocido
1 lata de 8 onzas de sopa de tomate
1 lata de 8 onzas de legumbres como garbanzos o frijoles.
4 tazas de verduras de elección: prueba con calabacines, champiñones, zanahorias, apio, berenjenas, tomates, puerros, cebollas, ajo, papas

Instrucciones:

Rocía una cacerola mediana con spray antiadherente para cocinar. Haz una capa con arroz integral. Agrega los vegetales encima del arroz. Puedes mezclar los vegetales, elegir un tipo de vegetal o coloca capas de diferentes tipos: depende de ti. Vierte la sopa sobre los vegetales. Cubre y horne a 350 grados durante 45 minutos.

Strudel De Espinacas, Frijoles Blancos Y Piñones

PARA 4 A 6 PERSONAS

La espinaca tierna es deliciosa, buena para ti y fácil de usar. Combina frijoles blancos cremosos y piñones crujientes en hojaldres para un strudel que recuerda vagamente a la spanakopita. Dado que los piñones pueden ser un poco caros, se pueden usar nueces si quieres economizar.

2 cucharadas de aceite de oliva
3 chalotas, picados
2 dientes de ajo, picados
6 tazas de espinacas bebé
1 ½ tazas cocidas o 1 lata (15.5 onzas) de frijoles blancos, escurridos y enjuagados
1 cucharada de jugo de limón fresco
¾ cucharadita de sal
½ cucharadita de orégano seco
¼ cucharadita de pimienta negra recién molida
½ taza de piñones picados o nueces
1 hoja de hojaldre congelado, descongelado

Instrucciones:

1. Calienta el aceite en una sartén grande a fuego medio. Añade las chalotas y el ajo.
Cubre, y cocina hasta que se ablande, 3 minutos. Agrega la espinaca y cocina, revolviendo, hasta que la espinaca esté blanda y el líquido se haya evaporado, aproximadamente 4 minutos.

2. Coloca los frijoles en un tazón y tritúralos bien. Agrega la mezcla de espinacas, el jugo de limón, la sal, el orégano y la pimienta, revolviendo para mezclar bien. Refrigera para que se enfríe completamente.

3. Precalienta el horno a 425 ° F. Cubre una bandeja para hornear con papel pergamino. Extiende la masa de hojaldre descongelada y espolvorea con aproximadamente un tercio de los piñones. Extiende la mezcla de espinacas y frijoles enfriada uniformemente por toda la masa y espolvorea con la mitad de los piñones restantes. Dobla sobre los lados y luego enrolla la masa como un strudel. Coloca el strudel en la bandeja para hornear, con la costura hacia abajo. Espolvorear con los piñones restantes. Hornea hasta que estén doradas, de 25 a 30 minutos.

Calabaza Rellena Con Frijoles Negros, Arroz y Mango

PARA 4 PERSONAS

Los contrastes de colores vivos y sabores deliciosos diferencian a esta calabaza rellena. Si puedes encontrar la súper dulce y brillante calabaza kabocha de pulpa anaranjada, cómprala, es la calabaza de mejor sabor del planeta. Si no puedes encontrar una calabaza con una cavidad grande, usa dos calabazas más pequeñas.

1 calabaza dulce de invierno grande, picada a la mitad y sin semillas
1 taza de arroz integral de grano largo
1 cucharada de aceite de oliva
6 cebolletas, picadas
1 cucharada de jengibre fresco rallado
1 chile pequeño caliente o suave, sin semillas y picado
1½ tazas cocidas o 1 lata (15.5 onzas) de frijoles negros, escurridos y enjuagados
1 mango maduro, pelado, picado y picado.
2 cucharaditas de jugo de limón fresco
2 cucharaditas de azúcar
¼ taza de perejil fresco picado
Pimienta negra recién molida

Instrucciones:

1. Precalienta el horno a 375 ° F. Engrasa ligeramente una bandeja para hornear poco profunda. Sazona las mitades de la calabaza con sal y colóquelas en el molde para hornear, con el lado cortado hacia abajo.Añadir ¼ de pulgada de agua   A la sartén y tapar bien.Hornear durante 20 minutos para ablandar un poco.

2. Pon a hervir 2 tazas de agua salada y agrega el arroz. Disminuya el fuego a bajo, cubra y cocine a fuego lento hasta que estén tiernos, aproximadamente 40 minutos.

3. Calienta el aceite en una sartén grande a fuego medio. Agrega las cebolletas, el jengibre y el chile y cocine hasta que se ablanden, aproximadamente 3 minutos.Transfiera a un tazón grande. Agrega el arroz cocido, los frijoles, el mango, el jugo de limón, el azúcar y el perejil y sazona con sal y pimienta al gusto.Mezcle bien para combinar bien, luego pruebe y ajuste las costuras , si es necesario.Gira las mitades de la calabaza, córtala hacia arriba y llena la calabaza. Cavidades con el relleno, bien embalado.Tape y hornee hasta que el relleno esté caliente y la calabaza esté tierna, aproximadamente 45 minutos.

Chimichurri De Frijoles Blancos Y Espárragos Asados

PARA 4 PERSONAS

Esta sabrosa combinación de frijoles y espárragos está sazonada con una sabrosa salsa de chimichurri brasileña , hecha con mucho ajo y perejil.Es delicioso con arroz o quinua o mezclado con pasta cocida caliente.

1 libra de espárragos finos, recortados y cortados en trozos de 1 pulgada
4 cucharadas de aceite de oliva
Sal y pimienta negra recién molida.
4 dientes de ajo, machacados
1 taza de perejil fresco picado
1½ cucharaditas de orégano fresco o ½ cucharadita de secado
¼ cucharadita de hojuelas de pimiento rojo Pizca de azúcar
1½ cucharadas de vinagre de arroz
1½ tazas de frijoles blancos cocidos o 1 lata (15.5 onzas) de frijoles blancos, escurridos y enjuagados
¼ taza de agua

Instrucciones:

1. Precalienta el horno a 425 ° F. En un tazón, combina los espárragos y 1 cucharada de
el aceite. Sazona con sal y pimienta al gusto y mezcla para cubrir. Extiende los espárragos en una bandeja para hornear y asa hasta que estén tiernos, aproximadamente 8 minutos.

2. En un pequeño procesador de alimentos, combina el ajo, el perejil, el orégano, las hojuelas de pimienta roja, ¼ cucharadita de sal, ¼ cucharadita de pimienta negra y el azúcar. Procesa para hacer una pasta. Agrega el vinagre y las 3 cucharadas de aceite restantes. Procesa hasta que quede suave.

3. En una cacerola, combina los frijoles y ¼ de taza de agua. Cocina, revolviendo, a fuego medio hasta que esté caliente. Cuando los espárragos estén asados, transfiérelos a la cacerola con los frijoles. Añade la salsa y mezcla suavemente para combinar. Sirve caliente.

Macarrones de Brócoli-Quinua

PARA 4 A 6 PERSONAS

Como el macarrón y el queso, pero hecho con quinua, este plato está lleno de sabor y nutrición. La salsa cremosa se hace con anacardos, frijoles blancos y pimiento rojo asado y condimentado con jerez, mostaza y levadura nutricional. Es difícil creer que un plato tan reconfortante y delicioso también sea tan bueno para ti.

1½ tazas de quinua
2½ tazas pequeñas flores de brócoli
5 cebolletas, picadas
1½ tazas de anacardos crudos, remojados por 4 horas, luego escurridos
1 taza de frijoles blancos cocidos
¼ taza de pimiento rojo asado picado
¼ taza de levadura nutricional
2 cucharadas de jerez seco
1 cucharada de vinagre de sidra
1 cucharadita de mostaza Dijon
1 cucharadita de sal
½ cucharadita de pimentón ahumado
1 taza de leche de almendras sin azúcar simple
¼ taza de pan rallado panko

Instrucciones:

1. Precalienta el horno a 350°F. Engrasa ligeramente un molde para hornear.

2. Cocina la quinua según las instrucciones del paquete. Aproximadamente 4 minutos antes de que la quinua haya terminado de cocerse, agrega el brócoli y las cebolletas. Cubre y reserva.

3. En un procesador de alimentos, combina los anacardos escurridos, los frijoles blancos, el pimiento rojo asado, la levadura nutritiva, el jerez, el vinagre, la mostaza, la sal y el pimentón. Procesa hasta que este suave y bien mezclado. Añade la leche de almendras y procesa hasta que quede suave.

4. Transfiere la mezcla de quinua cocida en la fuente preparada para hornear. Agrega la mezcla de anacardo y mezcla bien para combinar. Extiende uniformemente en la fuente para hornear y espolvorea con las migas de pan.

5. Hornea durante unos 30 minutos, o hasta que las migas estén doradas.

Arroz Frito de Vegetales

PARA 4 PERSONAS

Para obtener los mejores resultados, usa arroz de grano largo cocido en frío y tus granos de arroz se mantendrán esponjosos y sueltos. El arroz frito es una razón deliciosa para planear por adelantado y hacer arroz extra cada vez que cocines un poco. El arroz cocido se congela bien, así que mantén un recipiente en el congelador.

1 cucharada de aceite de semilla de uva
1 cebolla amarilla, finamente picada
1 zanahoria grande, rallada
3 cebolletas, picadas
1 calabacín, finamente picado
2 dientes de ajo, picados
2 cucharaditas de jengibre fresco rallado
3 tazas de arroz cocido frio
1 taza de guisantes congelados, descongelados
3 cucharadas de salsa de soja, y más si es necesario
2 cucharaditas de mirin o vino blanco
1 cucharada de aceite de sésamo oscuro (tostado)

Instrucciones:

Calienta el aceite en una sartén grande a fuego medio-alto. Añade la cebolla y la zanahoria y saltea hasta que se ablanden, unos 5 minutos. Agrega las cebolletas, el calabacín, el ajo y la ginebra y sofría durante 3 minutos. Agrega el arroz, los guisantes, la salsa de soja y el mirin y sofría hasta que esté caliente, unos 5 minutos. Rocía el aceite de sésamo, mezcla para combinar, y prueba y ajusta los condimentos, agrega más salsa de soya si es necesario.

Polenta Con Tomate Picante-Champiñones Ragú

PARA 4 PERSONAS

Para una versión aún más rápida, usa polenta precocida, disponible en la sección de productos de supermercados bien surtidos. Córtala en rodajas y saltea en una sartén con una pequeña cantidad de aceite de oliva, luego cúbrela con la salsa.

1½ tazas de polenta o harina de maíz gruesa
½ cucharadita de sal
1 cucharada de aceite de oliva
1 cebolla amarilla, picada
3 dientes de ajo, picados
8 onzas de champiñones blancos o cremini, picados
3 tazas de salsa marinara
1 cucharadita de semillas de hinojo molido
1 cucharadita de albahaca seca
½ cucharadita de pimientos rojos
½ cucharadita de mejorana seca

Instrucciones:

1. Pon a hervir 6 tazas de agua en una olla grande. Vierte lentamente en la polenta y agrega la sal, batiendo constantemente. Disminuye el calor a medio-bajo y continúa
batiendo hasta que la polenta se despegue de los lados de la olla, aproximadamente 20 minutos. Mantener caliente

2. Calienta el aceite en una cacerola a fuego medio. Agrega la cebolla, cubre y cocina hasta que se ablande, 5 minutos. Añade el ajo y los champiñones y cocina hasta que se ablanden durante unos 3 minutos. Agrega la salsa marinara, semillas de hinojo, albahaca, hojuelas de pimiento rojo y la mejorana. Pon el fuego bajo y cocina a fuego lento durante 10 minutos. Para servir, vierte la polenta tibia en tazones poco profundos y cúbrela con la salsa.

Col Rizada y Frijoles Rojos Con Aceitunas y Limón

PARA 4 PERSONAS

Esta receta es un derivado de un favorito de la infancia: la escarola y los frijoles blancos. En esta versión, uso col rizada en lugar de escarola y frijoles de color caoba en lugar de frijoles blancos. Para un sabor extra, he añadido aceitunas Kalamata y ralladura de limón. Se puede servir sobre granos enteros o pasta, o solo con pan de ajo tostado.

1 cucharada de aceite de oliva
1 cebolla grande, picada
Sal y pimienta negra recién molida.
3 dientes de ajo, picados
1 cucharadita de albahaca seca
½ cucharadita de orégano seco
¼ cucharadita de pimientos rojos
2 tazas de caldo de verduras
10 onzas de col rizada, tallada y picada
1½ tazas cocidas o 1 (15.5 onzas) de frijoles rojos oscuros u otros frijoles rojos, escurridos y enjuagados
½ taza de aceitunas Kalamata sin hueso, a la mitad
2 cucharaditas de ralladura de limón

Instrucciones:

Calienta el aceite en una olla grande o en un horno holandés a fuego medio. Añade la cebolla y sazona con sal y pimienta negra. Cocina hasta que se ablanden, 5 minutos. Revuelve el ajo, albahaca, orégano y hojuelas de pimiento rojo y cocina durante 30 segundos. Añade el caldo y deja hervir. Agrega la col rizada, cubre y cocina hasta que se marchite. Destapa y remueve para mezclar bien. Agrega los frijoles y más sal y pimienta según sea necesario, dependiendo de la salinidad de tu caldo. Cocina a fuego lento hasta que la col rizada esté tierna y los sabores se hayan desarrollado, aproximadamente 10 minutos. Justo antes de servir, escurre el líquido, luego agrega las aceitunas y la ralladura de limón. Sirve caliente.

Guiso de Garbanzos y Camotes con Especias Marroquíes

RINDE DE 4 A 6 PORCIONES

Especias aromáticas marcan este delicioso guiso rico en vegetales coloridos, batatas y garbanzos. Sírvelo sobre el cuscús.

1 cucharada de aceite de oliva
1 cebolla amarilla grande, picada
1 zanahoria grande, picada
2 dientes de ajo, picados
1 cucharadita de jengibre fresco rallado
1 cucharadita de cilantro molido
1 cucharadita de comino molido
½ cucharadita de cúrcuma molida
¼ cucharadita de canela molida
¼ cucharadita de nuez moscada molida
2 batatas grandes, peladas y cortadas en cubitos
8 onzas de judías verdes, cortadas y cortadas en trozos de 1 pulgada
1½ tazas cocidas o 1 lata (15.5 onzas) de garbanzos, escurridos y enjuagados
1 (14.5 onzas) de tomates en cubitos, sin escurrir
1½ tazas de agua o caldo de verduras
Sal y pimienta negra recién molida
2 cucharadas de perejil fresco picado o cilantro
1 cucharadita de jugo de limón fresco

Instrucciones:

1. Calienta el aceite en una olla grande a fuego medio. Agrega la cebolla, la zanahoria, el ajo y el jengibre. Cubre y cocina hasta que se ablanden, unos 10 minutos. Revuelve el cilantro, comino, cúrcuma, canela y nuez moscada. Agrega las batatas, las judías verdes, los garbanzos y los tomates. Agrega el agua y deje hervir. Disminuye el fuego al nivel bajo y sazonar con sal y pimienta al gusto. Tapa y cocina a fuego lento hasta que los vegetales estén tiernas, aproximadamente 20 minutos.

2. Destapa, agrega el perejil y el jugo de limón, y cocina por 10 minutos más. Prueba y ajusta los condimentos, si es necesario. Sirve caliente.

GUARNICIONES

Cuando se trata de guarniciones, hay muchas opciones que puedes escoger. Aquí hay una lista de algunas ideas:

- Cubre una bandeja para hornear con vegetales como zanahorias, calabacines, berenjenas, espárragos y chirivías. Rocía con aceite de oliva, sal y papel, y hornea a 400 grados hasta que esté suave.

- Puedes agregar agua o caldo de verduras a la calabaza cocida, la coliflor o las papas y hacer puré o batido. Agrega sal y pimienta al gusto. El caldo de miso funciona especialmente bien.

- Sirve una buena ensalada como guarnición o palitos de vegetales frescas.

- Elige tus granos favoritos, como la quinoa, el mijo o el cuscús y prepáralos de acuerdo con las instrucciones del paquete. Sazona con sal y pimienta y sirve con tu plato principal. También puedes agregar vegetales y hierbas para darle más valor nutricional.

- No te olvides de los vegetales en escabeche: son una buena alternativa a los acompañamientos estándar.

Usa tu imaginación. También puedes servir fruta como acompañamiento, o salsa de manzana vegana.

Coliflor al Curry

PARA 4 PERSONAS

Si crees que no te gusta el coliflor, por favor, inténtalo de esta manera al menos una vez y ve si no cambias de opinión. El mejor sabor lo consigues cuando lo cocinas el tiempo suficiente para que esté tierno y dulce por dentro y crujiente y dorado por fuera. La sugerencia de curry agrega una dimensión de sabor extra, pero es bastante bueno sin ningún agregado adicional también.

1 cabeza de coliflor, cortada en pequeñas florecillas uniformes
2 cucharadas de aceite de oliva
1 cucharada de curry en polvo
Sal y pimienta negra recién molida.
1 cucharada de jugo de limón fresco
2 cucharadas de perejil fresco picado o cilantro

Instrucciones:

1. Precalienta el horno a 425 ° F. Cubre una bandeja para hornear con papel de aluminio o papel pergamino.

2. En un tazón grande, combina el coliflor con el aceite, el curry en polvo y sal y pimienta al gusto. Mezcla bien para cubrir el coliflor.

3. Coloca el coliflor en una sola capa sobre la bandeja para hornear preparada. Asa hasta que el coliflor esté tierno y ligeramente dorado, girando unas pocas veces para que se dore uniformemente, aproximadamente 30 minutos. Sirve caliente, rociando con el jugo de limón y el perejil.

Espárragos de Limón Asados con Piñones

PARA 4 PERSONAS

Si nunca has comido espárragos asados, no sabes lo que te estás perdiendo. El asado da como resultado que los espárragos tengan el mejor sabor del mundo, lo que resalta su sabor natural y, al mismo tiempo, agrega un poco de frescura a las puntas. La adición de limón y piñones hace que un gran plato sea aún mejor.

1 libra de espárragos finos
2 cucharadas de aceite de oliva
Sal y pimienta negra recién molida
1 diente de ajo, picado
¼ taza de piñones
1 cucharada de jugo de limón fresco

Instrucciones:

Precalienta el horno a 425 ° F. Engrasa ligeramente un molde para hornear grande o cúbrelo con papel pergamino. Extiende los espárragos en una sola capa en la sartén preparada. Rocía con el aceite de oliva y sazona con sal y pimienta al gusto. Espolvorea con el ajo y los piñones y ásalos hasta que los espárragos estén tiernos, unos 10 minutos. Transfiere a una bandeja y rocía con el jugo de limón.

Brócoli Con Frijoles Negros y Nueces

RINDE DE 4 A 6 PORCIONES

Uno podría pensar que es suficiente que este acompañamiento sea brillante, colorido y lleno de sabor. Pero eso no es todo, también está cargado de vitamina C, calcio, hierro y muchos otros nutrientes importantes. Este es un plato fuerte para cuatro a seis personas; si sirves esto sobre arroz, se puede disfrutar como una comida de un plato para dos o tres personas.

2 cucharadas de aceite de oliva
4 a 5 tazas de flores de brócoli pequeñas
2 dientes de ajo, picados
2 cebolletas, picadas
1 a 1½ tazas de frijoles negros cocidos o enlatados, escurridos y enjuagados
⅓ taza de nueces picadas
2 cucharadas de perejil fresco picado
Sal y pimienta negra recién molida

Instrucciones:

Calienta el aceite en una sartén grande a fuego medio. Agrega el brócoli y cocine, revuelve hasta que estén tiernos, unos 7 minutos. Agrega el ajo y las cebolletas y cocine por 1 minuto más. Agrega los frijoles negros, las nueces y el perejil. Sazona con sal y pimienta al gusto. Cocina hasta que esté caliente, unos 3 minutos.

Salteado de Alcachofa Mediterránea

PARA 4 PERSONAS

Las alcachofas frescas son excesivamente caras para la mayoría de nosotros, pero los corazones de alcachofa congelados pueden ser muy sabrosos, especialmente cuando se combinan con un séquito de ingredientes mediterráneos.

1 bolsa de (9 onzas) de corazones de alcachofa congelados, descongelados
2 cucharadas de aceite de oliva
2 chalotes, picados
2 dientes de ajo, picados
1 pimiento rojo, sin semillas y cortado en juliana
2 cucharadas de vino blanco
2 cucharadas de agua
Sal y pimienta negra recién molida
2 tomates ciruela, cortados en cubitos
¼ taza de aceitunas negras sin hueso importadas, picadas en trozos grandes
1 cucharada de alcaparras
2 cucharadas de hojas de albahaca frescas rasgadas

Instrucciones:

Pica en cuatro de los corazones de alcachofa. Calienta el aceite en una sartén grande a fuego medio. Añade los chalotes, cubrir, y cocinar durante 3 minutos. Agrega el ajo y cocina por 1 minuto. Agrega el pimiento rojo, las alcachofas, el vino blanco y el agua y sazona con sal y pimienta negra al gusto. Tapa y cocer a fuego lento hasta que las verduras estén tiernas, 10 minutos. Agrega los tomates, las aceitunas y las alcaparras y cocina hasta que las verduras estén calientes y el líquido se absorba, aproximadamente 5 minutos. Agrega la albahaca y mezcla para combinar.

Picante Salteado Brócoli Rabe

PARA 4 PERSONAS

Popular en Italia, este vegetal verde amargo, también conocida como rapini, se está volviendo más común en los Estados Unidos. Si el brócoli no está disponible, usa espinacas, acelgas suizas, escarola o cualquier hoja verde oscura.

1 manojo de brócoli rabe (rapini), tallos duros removidos
2 cucharadas de aceite de oliva
3 dientes de ajo, picados
½ cucharadita de pimientos rojos
Sal y pimienta negra recién molida

Instrucciones:

1. Hierve agua salada en una cacerola y cocina el brócoli rabe hasta que esté tierno, de 3 a 5 minutos. Escurre y enjuaga con agua fría para detener la cocción, luego corta en trozos grandes.

2. Calienta el aceite en un sartén grande a fuego medio. Agrega el ajo y cocina por 30 segundos. Agrega el brócoli rabe y los pimientos rojos. Sazona con sal y pimienta negra al gusto y cocina, revolviendo, hasta que se caliente, aproximadamente 3 minutos.

POSTRES

BROWNIES VEGANOS

Es importante que te asegures de que todos estos ingredientes sean veganos. ¡Sí, incluso tienen chocolate vegano!

1 taza de harina blanca
1 taza de harina integral
1 taza de agua
1 taza de azúcar moreno
1 cucharadita de sal
1 cucharadita de extracto de vainilla
¾ taza de cacao en polvo para hornear
½ taza de aceite vegetal
½ cucharadita de polvo de hornear

Opcional: ½ - 1 taza de nueces picadas, ½ - 1 taza de trocitos de chocolate

Instrucciones:

Rocía una bandeja para hornear de 9 x 13 con spray antiadherente para cocinar. Combina la harina, el agua, el azúcar moreno y la sal. (Un batidor de alambre funciona mejor). Agrega el extracto de vainilla, el polvo de coco, el aceite vegetal y el polvo para hornear con una cuchara de madera. Extiende uniformemente en la bandeja para hornear y hornea a 400°F durante unos 30 minutos, hasta que un palillo insertado en los lados salga limpio.

COSAS QUE HACER CON FRUTA FRESCA

La fruta fresca de temporada es un buen postre. Puedes servirla sola o probar cualquiera de estas opciones:

- Prepara una ensalada de frutas frescas con tus frutas de temporada favoritas. Sazona la ensalada con jugo de cítricos.

- Ponle yogur de soya y vainilla por encima a la fruta fresca

- Agrega fruta fresca como una manzana picada a un plato pequeño para hornear. Cubra con nueces, azúcar moreno y canela y hornea a 350 hasta que las manzanas estén suaves.

- Haz lo mismo que arriba, pero en su lugar prueba con peras, melocotones, arándanos o diferentes variedades de manzanas. También puedes experimentar con las nueces y las especias. Esto hace que sea un buen reemplazo del pastel de manzana, pera, arándano o melocotón.

- Asa las rodajas de piña fresca o bananas. Corta la banana por la mitad y espolvorea con canela.

Solo usa tu imaginación. Si tomas fruta y la calientas de alguna manera, se convierte en un postre rico y satisfactorio.

Galletas de Avena de Nuez y Arce

HACE UNAS 24 GALLETAS

Estos favoritos de antaño están cargados con la bondad saludable de la avena en rollos , las nueces y el jarabe de arce.Los arándanos secos son un buen complemento para su color, sabor y nutrientes.

1 taza de harina para todo uso
1 cucharadita de polvo de hornear
1 cucharadita de canela molida
¼ cucharadita de nuez moscada molida
⅛ cucharadita de sal
1 taza de avena
¾ taza de nueces picadas
½ taza de mantequilla vegana o aceite de coco, derretido
½ taza de jarabe de arce puro
½ taza de azúcar
¼ taza de leche de soya o almendra sin azúcar simple
1 cucharadita de extracto puro de vainilla

Instrucciones:

1. Precalienta el horno a 375 °F. En un tazón grande, combina la harina, el polvo de hornear, la canela, nuez moscada y sal. Agrega la avena y las nueces. En un bol aparte, combina la mantequilla, el jarabe de arce, el azúcar, la leche de almendras y la vainilla, y mezcla bien. Agrega los ingredientes húmedos a los ingredientes secos, revolviendo para mezclar bien.

2. Deje caer la masa de la galleta de la cuchara sobre una bandeja para hornear sin engrasar y presiona ligeramente con un tenedor. Hornea hasta que esté bien dorado, unos 12 minutos. Deja enfriar las galletas durante unos minutos antes de sacarlas de la bandeja para hornear.

Crujiente de Manzana Rápido

PARA 6

Cuando desees el sabor de la tarta de manzana sin la molestia de una corteza, este rápido crujiente es el camino a seguir. Pide ayuda para pelar las manzanas y puede estar en el horno en minutos.

5 manzanas grandes Granny Smith o Stayman (aproximadamente 6 tazas en rodajas)
½ taza de jarabe de arce puro
1 cucharada de jugo de limón fresco
1 cucharadita de canela molida
1 taza de avena pasada de moda
½ taza de harina para todo uso
½ taza de azúcar
½ taza de mantequilla vegana, ablandada

Instrucciones:

1. Precalienta el horno a 350 ° F. Engrasa ligeramente un molde cuadrado para hornear de 9 pulgadas. Pela, quita el corazón y corta las manzanas y colócalas en la sartén. Rocía el jarabe de arce y el jugo de limón sobre las manzanas y espolvorea con ½ cucharadita de canela.

2. En un tazón, mezcla la avena, la harina, el azúcar y la media cucharadita restante de canela. Haz una crema con la mantequilla hasta que esté bien mezclada. Extiende la mezcla de cobertura uniformemente sobre la mezcla de manzana. Hornea hasta que burbujee y se dore ligeramente en la parte superior, aproximadamente 45 minutos. Sirve caliente.

Trufas De Mantequilla De Chocolate y Almendras

HACE 24 TRUFAS

El suave sabor a mantequilla de las almendras se combina con un rico chocolate para un dulce sublime. Sirve con café después de una comida especial o para hacer especial una comida de rutina.

1 taza de chips de chocolate semidulce vegano
½ taza de mantequilla de almendras
2 cucharadas de almendras o leche de soja sin azúcar.
1 cucharada de extracto puro de vainilla
1 taza de azúcar de confitería
2 cucharadas de cacao en polvo sin azúcar
½ taza de almendras tostadas molidas

Instrucciones:

1. Derrite el chocolate en la parte superior de una caldera doble sobre agua a fuego lento o en el microondas. En un procesador de alimentos, combina la mantequilla de almendras, la leche de almendras y la vainilla y licúa hasta que quede suave. Agrega el azúcar de los confiteros, el cacao en polvo y derrite el chocolate y vuelve a licuar hasta que quede suave y cremoso. Transfiere la mezcla a un recipiente y refrigera durante 30 minutos para enfriar.

2. Usa tus manos para formar bolas de 1 pulgada con la mezcla fría y colócalas en una bandeja para hornear. Pon las almendras molidas en un recipiente poco profundo y cubre las bolas con esto, rodándolas para que se cubran por completo. Coloca las trufas en una fuente y refrigera por 30 minutos antes de servir.

Pastel De Seda Falsa de Chocolate

RINDE DE 6 A 8 PORCIONES

La textura cremosa del relleno es incomparable, y el delicioso sabor es el sueño de un amante del chocolate. Este magnífico y sofisticado postre es más fácil de hacer de lo que parece, no requiere cocción y se garantiza que gane excelentes comentarios de los invitados a la cena.

2 ½ tazas de galletas de chocolate veganas (alrededor de 15 galletas)
2 cucharadas de mantequilla vegana o aceite de coco, derretido
1 (12-onzas) bolsa de chips de chocolate semidulce vegano
½ taza de anacardos crudos, remojados durante 4 horas, luego escurridos
⅓ taza de jarabe de arce puro
1 paquete (12 onzas) de tofu de seda firme, escurrido y secado con palmaditas
2 cucharaditas de extracto puro de vainilla
Rodajas de almendras, tostadas, para adornar.

Instrucciones:

1. Cubre un molde para pastel de 8 pulgadas o un molde con forma de resorte con aceite vegetal en aerosol para cocinar. Tritura las galletas en un procesador de alimentos y procesa hasta que se conviertan en migas. Agrega la mantequilla derretida y pulsa hasta que las migas se humedezcan. Presiona la mezcla de migas en el fondo y los lados de la bandeja. Refrigere hasta que se necesite.

2. Derrite las chispas de chocolate en la parte superior de una caldera doble sobre agua a fuego lento o en el microondas.

3. En una licuadora de alta velocidad, muele los anacardos hasta obtener una pasta. Añade el jarabe de arce y mezcla hasta que quede suave. Añade el tofu y licúa hasta que quede cremoso. Añade el chocolate derretido y la vainilla y mezcla hasta que quede suave. Vierte el relleno en la corteza preparada y refrigera durante 2 horas. Adorna con almendras tostadas cuando esté listo para servir.

Locos Por El Pastel De Zanahoria

RINDE 8 PORCIONES

El pastel de zanahoria es un favorito personal, y todos los que han probado este pastel de zanahoria están de acuerdo en que es el mejor pastel de zanahoria que han tenido, vegano o no. Es una torta rica y sabrosa sin ser extremadamente dulce, húmeda con trozos dulces de zanahoria y envuelta en un helado lujoso y cremoso. Y qué manera tan decadente de obtener tu betacaroteno para el día. Para un poco de crujido, agrega ½ taza de nueces picadas. Para un color de zanahoria aún más rico, sustituya una parte o toda la leche de soya por el jugo de zanahoria.

2 tazas de harina para todo uso
1 cucharadita de polvo de hornear
2 cucharaditas de canela molida
1 cucharadita de pimienta de Jamaica
¾ cucharadita de sal
¾ cucharadita de bicarbonato de sodio
1 taza de azúcar
½ taza de leche normal de almendra o soya sin azúcar
½ taza de aceite de semilla de uva
¼ taza de jarabe de arce puro
2 cucharaditas de extracto puro de vainilla
2 tazas de zanahorias ralladas finamente
½ taza de pasas doradas
Frosting de queso crema (la receta sigue)

Instrucciones:

1. Precalienta el horno a 350 °F. Engrasa un molde para hornear cuadrado de 9 pulgadas. En un tazón grande, mezcla la harina, el polvo de hornear, la canela, la pimienta de Jamaica, la sal y el bicarbonato de sodio. En un tazón mediano, combina el azúcar, la leche de almendras, el aceite, el jarabe de arce y la vainilla, luego agrega los ingredientes húmedos a los ingredientes secos y mezcla hasta que se unan. Añade las zanahorias y las pasas hasta que se mezclen. Extiende la masa en la sartén preparada.

2. Hornea hasta que un palillo insertado en el centro salga limpio, de 50 a 55 minutos. Deja enfriar sobre una rejilla. Afloja los bordes y luego invierte la torta en un plato. Deja enfriar completamente, luego congelar el pastel.

Glaseado de Crema de Queso

RINDE APROX. 2½ TAZAS

Este glaseado es famoso por ser la gloria suprema de un pastel de zanahoria. Busca recipientes de queso crema vegano en tiendas de alimentos naturales y supermercados bien surtidos.

1 contenedor (8 onzas) de queso crema vegano, ablandado
3 tazas de azúcar de confitería, o más según sea necesario
1 cucharadita de extracto puro de vainilla

Instrucciones:

Combina todos los ingredientes en un procesador de alimentos y procesa hasta que quede suave. Alternativamente, es posible utilizar una batidora eléctrica para batir los ingredientes hasta que esté suave y esponjoso. Si el glaseado es demasiado fino, agrega más azúcar de repostería. Refrigera hasta que se necesite.

CONCLUSIÓN

Ya sea que hayas sido vegano por un tiempo o recién estés comenzando, ahora debes tener un conocimiento más completo de lo que significa ser vegano. Esto incluye:

- Cómo abastecer tu despensa
- Ingredientes ocultos para evitar
- Una comprensión de las técnicas básicas de cocina.
- Comidas típicas que componen una dieta vegana.
- Cómo armar comidas saludables
- Adaptación de la dieta vegana para diferentes problemas de salud.
- Algunas nuevas recetas

No importa por qué elegiste el estilo de vida vegano, este libro ha sido diseñado como un recurso para acercarte más a fin de lograr un estilo de vida completamente vegano y saludable.

¿A DONDE VAS DESDE AQUÍ?

¿Y ahora qué? El estilo de vida vegano representa un compromiso para incrementar tu salud. También es una decisión social para muchas personas. Si deseas reducir aún más tu impacto en el medio ambiente, come alimentos locales siempre que puedas y, ciertamente, compra productos orgánicos. Además, trata de mantenerte alejado de los alimentos modificados genéticamente.

Sí, el estilo de vida vegano sin duda puede fortalecer tu salud. También puede ayudar a fomentar un mejor ambiente en los próximos años. Solo recuerda que solo porque seas vegano no significa que estés automáticamente saludable. Sin embargo, es mucho más fácil tomar decisiones saludables en una dieta vegana.

Detoxificación de 10 Días

Guía Paso a Paso y Recetas Probadas Para Perder Peso Rápidamente y Depurar El Cuerpo

John Carter

Derechos de Autor del Texto © John Carter

Descargo de Responsabilidad:

Tome en cuenta que la información contenida en este documento es solo para fines educativos y de entretenimiento. Se han realizado todos los intentos para proporcionar información precisa, actualizada, confiable y completa. No hay garantías de ningún tipo expresadas o implícitas. Los lectores reconocen que el autor no participa en la prestación de asesoramiento legal, financiero, médico o profesional. Al leer este documento, el lector acepta que bajo ninguna circunstancia el autor es responsable de las pérdidas, directas o indirectas, en que se incurra como resultado del uso de la información contenida en este documento, incluyendo, sin que se limite a: errores, omisiones o inexactitudes.

Aviso Legal:

Este libro está protegido por derechos de autor. Esto es sólo para uso personal. No puede modificar, distribuir, vender, usar, citar o parafrasear ninguna parte o el contenido de este libro sin el consentimiento del autor o propietario de los derechos de autor. Se emprenderán acciones legales si se infringe.

La información proporcionada en este documento se considera veraz y coherente, ya que cualquier responsabilidad, relacionada con la falta de atención o de otro tipo, por el uso o abuso de cualquier política, proceso o dirección contenida en este documento es responsabilidad exclusiva y total del lector receptor. Bajo ninguna circunstancia se hará responsable legal o legalmente al editor por cualquier reparación, daños o pérdida monetaria debida a la información aquí contenida, directa o indirectamente. Los autores respectivos son propietarios de todos los derechos de autor no mantenidos por el editor.

El autor no es un profesional con licencia, médico o profesional médico y no ofrece tratamiento médico, diagnósticos, sugerencias o

asesoramiento. La información presentada en este documento no ha sido evaluada por la Administración de Drogas y Alimentos de los EE. UU., Y no está destinada a diagnosticar, tratar, curar o prevenir ninguna enfermedad. Se debe obtener la autorización médica completa de un médico con licencia antes de comenzar o modificar cualquier programa de dieta, ejercicio o estilo de vida, y se debe informar al médico de todos los cambios nutricionales. El autor no asume ninguna responsabilidad ante ninguna persona o entidad por cualquier responsabilidad, pérdida, daño o muerte causada o supuestamente causada directa o indirectamente como resultado del uso, aplicación o interpretación de la información presentada en este documento.

CONTENIDO

INTRODUCCIÓN

La "detoxificación" ha existido desde que los humanos se civilizaron por primera vez y es una forma muy natural de deshacerse de los contaminantes nocivos que pueden haberse acumulado en nuestros cuerpos.

A veces, las personas tienen miedo de "detoxificarse" porque piensan que eso significa que se quedarán sin comer durante todo el proceso y que solo podrán tomar agua con un trago ocasional de jugo de limón. Pero este no es el caso. La detoxificación es simplemente una forma de limpiar tu cuerpo, ayudándole a dar a los órganos internos un poco de espacio para respirar, para que puedan recargarse y seguir funcionando como deberían.

En este libro, aprenderás cómo detoxificarte de manera segura, con la mínima molestia, para que tu cuerpo se vuelva limpio, puro y regrese lo más cerca posible, a su estado óptimo de bienestar.

¿QUIÉN NECESITA DETOXIFICARSE?

A menos que vivas en una isla muy remota, donde no haya tráfico, no haya alimentos procesados y cultives tus propias frutas y verduras (orgánicamente, por supuesto) y críes todo tu propio ganado, animales para carne y los ordeñes tú mismo, si no es así, entonces necesitas detoxificarte.

Cada día las personas están sometidas a toxinas. Estas se acumulan en el cuerpo y eso significa que, en lugar de tratar con sustancias naturales, solo nuestros pobres riñones e hígados tienen que manejar gran cantidad de materia "extraña", en otras palabras: las "terribles toxinas".

Esto puede hacer que las personas sean más susceptibles al estrés, por lo que si se sientes constantemente como si estuviera estresado y cansado, un programa de detoxificación podría ayudarte a recuperar el equilibrio.

Pero hay otros síntomas de la presencia de demasiadas toxinas en el cuerpo, que incluyen:

- Cansancio,
- Pulso demasiado rápido
- Tobillos hinchados
- Antojo de alimentos dulces o salados/grasos
- Mala digestión
- Insomnio
- Celulitis
- Disminución del deseo sexual
- Problemas en la concentración.
- Boca seca
- Problemas de vejiga

Hay muchos más síntomas, pero estos son a menudo los más comunes y los que pueden remediarse más fácilmente, mediante un sencillo programa de detoxificación que ayudará a eliminar todas esas toxinas, dejándolas frescas y brillantes, con un vigor renovado y entusiasmo por vida.

¿QUÉ SON LAS TOXINAS?

Entonces, ¿qué son estas toxinas? Bueno, básicamente las toxinas se pueden agrupar en tres secciones diferentes. Hay toxinas exógenas, toxinas endógenas y finalmente toxinas autógenas.

Las toxinas exógenas son aquellas que se crean desde el exterior, o cosas que comemos. Pueden ser residuos de herbicidas que se rocían sobre las verduras o las frutas, pero también pueden ser estimulantes, alcohol, cafeína, demasiada azúcar o grasa en el cuerpo, la acumulación que se produce al respirar los humos que se encuentran en el aire. Si vives en una ciudad o un pueblo grande.

Las toxinas endógenas son más complejas. Éstas a menudo se forman en el intestino y son los desperdicios residuales que se han creado después de tener un virus o algún tipo de infección bacteriana .Entonces, contraes una infección, te "mejoras" y crees que la vida continúa normalmente. Bien profundo en el corazón de tu intestino, quedan muchas toxinas pequeñas de la infección y simplemente obstruyen el trabajo que tu intestino está tratando de hacer. Lo único que puedes hacer para ayudar a tu intestino es deshacerte de ellas.

Finalmente, el último grupo de toxinas son las toxinas autógenas. Son todas hechas por ti mismo. Todo el mundo tiene de éstas. Son simplemente una forma en que el cuerpo se deshace de algunos residuos como resultado del proceso metabólico natural. Así que son completamente naturales, pero aún pueden actuar como una barrera para que tu cuerpo funcione tan bien como podría.

¿CUÁNDO ES MEJOR DETOXIFICARSE?

Puedes leer diferentes cosas sobre el mejor momento para detoxificarte, pero en realidad, solo hay un mejor momento para realizar un programa de detoxificación, ¡y es AHORA! A algunas personas les gusta detoxificarse en la primavera, porque creen que es el momento de nuevos comienzos, el momento de limpiar la casa, el patio y, básicamente, ponerse en forma para el verano. Pero en realidad, está bien detoxificarse en cualquier momento. Después de todo, si estás pensando en detoxificarte en el otoño y luego lo dejas hasta la primavera, podrías olvidarlo, así que trata de planificar tu detoxificación lo antes posible, para asegurarte de que realmente suceda.

Solo hay un momento en el que la detoxificación puede no ser algo bueno, y es si te enfrentas a un momento realmente difícil en tu vida, en términos de tu salud o la salud de un ser querido, o si el trabajo es particularmente estresante, etc. No tiene sentido que te prepares para fallar, así que intenta apartar unos días en los que puedas relajarte, liberarte del estrés y pasar un rato agradable al comienzo de tu detoxificación. De esa manera, es más probable que tengas éxito y esto hace que todo el proceso sea un poco más agradable y divertido.

También debes tener en cuenta que si estás viviendo un estilo de vida tóxico en este momento, en el que comes muchos alimentos procesados o dulces, alimentos grasos, estás bebiendo mucho alcohol o café o incluso solo bebidas a base de cafeína como la cola, entonces tendrás que preparar tu cuerpo para la detoxificación. Eso significa que tendrás que reducir la cafeína, el alcohol y otros alimentos tóxicos, para que no sientas los síntomas de abstinencia después de comenzar tu plan. Entonces, si estás muy tóxico, comienza a reducir durante una semana antes de iniciar el programa.

¿CUÁNTO TIEMPO TARDA LA DETOXIFICACIÓN?

Nuestro plan de detoxificación es de 10 días, lo que ayudará a que tengas el tiempo suficiente para limpiar realmente tu cuerpo, sin ser demasiado riguroso. Te podrás mantener con algo más que agua y un chorrito de jugo de limón, así que no te preocupes, ¡te irá genial!

Algunos planes de detoxificación duran menos de 10 días, pero a menudo pueden ser muy difíciles de seguir y, por lo tanto, comienzas con las mejores intenciones, pero el proceso es simplemente demasiado arduo, ¿qué sucede? Bueno, comienzas el primer día simplemente genial, el segundo día es un poco difícil, pero en el tercer día, bueno, ya has tenido suficiente, así que abandonas y te vas al restaurante de hamburguesas o pizzería más cercano y de repente estás bombardeando tu cuerpo con toxinas de las que habías estado intentando deshacerte!

Eso no sirve de nada, por lo que te llevaremos a través de un plan de detoxificación fácil y agradable. Tendrás la oportunidad de concederte un capricho, tendrás un poco de tiempo de calidad para ti y te cuidarás un poco.

DEPURANDO: EL PROCESO

Bien, a estas alturas es probable que haya descubierto cuándo es el mejor momento para detoxificarse y no puedes esperar para comenzar. Pero antes de entrar en el programa, debemos analizar el proceso en términos de lo que sucede con tus órganos cuando se desintoxica. ¡Solo para motivarte un poco!

EL HÍGADO:

El hígado barrerá efectivamente todas las toxinas que se encuentran en tu cuerpo. Entonces, esto significa que cuando te detoxificas, el hígado tiene la oportunidad de deshacerse de todas las toxinas. Entonces, ¿cómo hace esto? Bueno, darle a tu hígado un poco de descanso, a través de tu plan, significa que tiene el tiempo, la capacidad y la energía para alterar las toxinas, por lo que puede hacer que sean fáciles de eliminar en la orina.

También filtra las toxinas en la bilis que produce, lo que hace que sea más fácil para el cuerpo deshacerse de las toxinas a través de los movimientos intestinales.

LOS PULMONES:

Los pulmones también obtendrán algo de espacio para respirar (disculpa el juego de palabras, por favor) porque no tendrán tantas toxinas entrando en ellos y, como resultado, pueden simplemente espirar las toxinas que están allí. Estas toxinas son las que respiramos, al vivir en ciudades contaminadas.

LOS RIÑONES:

¡Los riñones son los héroes olvidados del cuerpo! Esos pequeños están muy ocupados , ya que filtran todo lo que está en el sistema sanguíneo (hasta 12 pintas por hora), eliminan todas las cosas desagradables, las toxinas y luego envían el líquido de vuelta al cuerpo, Para que la sangre se limpie. Siguen avanzando, todo el tiempo, nunca se quejan, pero darles un descanso de tener que filtrar tanta basura, significará que pueden trabajar un poco más eficientemente.

LOS INTESTINOS:

Los intestinos tienen que "hacer frente" a todas las toxinas de la dieta que comemos o bebemos. Entonces obtienen el impacto total de toda la sal, el azúcar, la cafeína y el alcohol. También (a menudo) tienen que lidiar con la falta de fibra en la dieta. Esto significa que no pueden "enganchar" las toxinas a la fibra y luego deshacerse de las toxinas. Un programa de detoxificación puede aumentar la ingesta de fibra y, por lo tanto, dar a tus intestinos la oportunidad de limpiar algunas de las toxinas que acechan en tus entrañas.

LA PIEL:

La piel a menudo se pasa por alto en el proceso de detoxificación, pero como el órgano más grande del cuerpo, la piel se puede usar para eliminar toxinas, a través del aumento de la producción de sudor. Inicialmente, la piel puede lucir un poco cansada o incluso manchada, ya que todas esas toxinas comienzan a desbordarse. Pero después de una semana de detoxificación, tu piel se verá renovada, fresca y mucho más relajada de lo que lo que se había visto durante años: ¡así que apégate al plan!

¿QUIÉN NO PUEDE DETOXIFICARSE?

Cualquier persona puede detoxificarse en mayor o menor grado, pero las mujeres embarazadas o en período de lactancia, o los que tienen una condición médica grave o son diabéticos, deben consultar con su médico antes de emprender el plan descrito aquí. Las personas que tienen problemas renales, problemas hepáticos, cálculos biliares o cualquier otra afección médica solo deben embarcarse en este plan si primero lo han discutido en detalle con un médico.

Este programa no está diseñado para ser seguido por ninguna persona que tenga una afección médica grave o crónica, ni es adecuado para las mujeres que pueden estar embarazadas o en período de lactancia, así que asegúrate de estar lo suficientemente bien como para someterte al plan. Si no estás seguro de si es apropiado para ti o no, habla de ello en detalle con tu médico.

¡BIEN, HAGÁMOSLO!

Así que ahora ya se ha hecho toda la preparación. Si eres adicto a la cafeína o te gustan demasiados alimentos salados o demasiados vasos de vino en una noche, entonces deberías haber pasado una semana más o menos preparándote para este proceso de detoxificación. Pero si vives un estilo de vida relativamente saludable, entonces puede saltar directamente.

A medida que pasa cada día, puede ser útil consultar las secciones sobre suplementos y terapias alternativas que pueden ayudar a facilitar el proceso de detoxificación. Entonces, si tienes un día en el que encuentra que las cosas son un poco difíciles, hojea las secciones sobre suplementos y luego terapias alternativas, solo para equiparte con todas las armas que necesitas para eliminar esas toxinas de tu cuerpo: ¡para siempre!

Hay algunas cosas con las que tendrás que vivir durante 10 días. No ayudarán al proceso de detoxificación y simplemente pueden trabajar en contra del mismo. Así que no pueden tomarse: incluso con moderación.

Estos son:

- Café, té, alcohol y todas las bebidas, excepto agua, zumos de frutas e infusiones.
- sal
- Alimentos procesados
- Azúcar, incluso azúcares ocultos en los alimentos. Los edulcorantes tampoco están permitidos.
- Dulces, pasteles, bizcochos

Los siguientes alimentos tampoco se pueden comer en los primeros días:

- Pescado
- Carne
- Arroz blanco

La buena noticia es que hay muchas cosas que puedes comer. Pero a menudo es mejor ir a través de los estantes de tu cocina y echar un vistazo a lo que tienes y guardar todas las cosas malas. Es realmente fácil tener un momento débil y buscar algo en el estante cuando ves una galleta de chocolate y luego piensas que una galleta no te hará daño, después de todo, has sido tan bueno durante tanto tiempo. Y antes de que te des cuenta, te has comido la galleta y luego una pequeña voz se te viene a la cabeza y te dice que ya que has salido del proceso de detoxificación, puedes dejarlo ahora y tener un gran plato de papas fritas y una hamburguesa. Así que no dejes que esa pequeña voz gane. Revisa todos tus estantes y quita todo lo que está prohibido fuera de la vista.

Si otras personas en tu hogar no participan en el proceso de detoxificación, asegúrate de que aún puedan tener acceso a todos sus alimentos "normales", pero pídeles que los guarden con cuidado.

Recuerda que estás haciendo esto por ti y por aquellos que te rodean y amas, necesitas darte mucho amor y apoyo. Idealmente, todos en la casa deberían detoxificarse al mismo tiempo, pero en el mundo real sabemos que eso no siempre es posible, especialmente si tienes hijos o tu pareja enfrenta un momento muy ocupado en el trabajo. Entonces, sé realista y si tienes que hacerlo por tu cuenta, entonces simplemente aprovecha la oportunidad de hacer algo realmente bueno para ti. Míralo como queriéndote a ti mismo: sin "renunciar". Si adoptas una posición de mártir, es más probable que la tentación te supere. En otras palabras: ¡piensa, actúa y sé positivo sobre el proceso!

En las recetas para las comidas que tendrás durante su proceso de detoxificación, encontrará que los ingredientes son flexibles. Esta no es una dieta de conteo de calorías y encontrarás que dado que no estás consumiendo muchos carbohidratos en los primeros días, es posible que sientas hambre. Entonces, si esto significa que quieres cocinar un enorme plato de coliflor o brócoli, entonces hazlo. No sientas que tienes que morirte de hambre: si lo haces, es más difícil seguir el programa.

También verás que las recetas son muy flexibles y que a menudo se especifica que debes cocinar un artículo según el gusto. Bueno, eso es simplemente para que puedas tener más control, entonces si te gusta el salmón cocinado hasta que esté extremadamente suave, cocínalo de esta manera, pero si te gusta que se cocine de manera que esté ligeramente cocido. De nuevo, siéntete libre de disfrutarlo así.

Algunos programas de detoxificación son muy rígidos y dicen que necesitas vaporizar el salmón durante 15 minutos y tus verduras no más de 5 y así sucesivamente. Pero la dificultad con esto es que se centran demasiado en que todo es absolutamente inflexible y, por lo tanto, todo el proceso puede parecer demasiado restrictivo. Sí, tu cuerpo puede obtener más aceites omega de salmón si es ligeramente cocido y sí, los minerales que contiene pueden ser de fácil acceso si el salmón no está demasiado cocido. Pero, ¿puedes mantener un régimen extremadamente estricto y restrictivo durante 10 días? ¿O crees que es más probable que lo mantengas en pie durante dos días, luego te enojes porque tus vegetales se cocieron al vapor durante 6 minutos (pero bueno, tenían buen sabor) y luego es más probable que abandones todo el proyecto y te sientas como un perdedor. Mientras que, si tienes un régimen que te permite un poco más de flexibilidad, ¿no es más probable que sigas con el proceso?

También puedes darte cuenta de que simplemente no te gustan algunos de los elementos que se enumeran. Por ejemplo, a algunas personas no les gustan las semillas de girasol, que son una muy buena fuente de vitaminas y minerales y tienen la reputación de tener un efecto calmante en el cuerpo, actuando así como una forma de asegurar que te mantengas en el programa. Pero si no te gustan, puede ser difícil seguir con el proceso. El mejor consejo es tratar de comerlas, pero si esto se vuelve imposible, pruebas otras como semillas de sésamo, piñones o nueces.

¡ELIGE TUS ALIMENTOS CON CUIDADO!

Estás a punto de embarcarte en un programa de detoxificación para eliminar toxinas de tu cuerpo, por lo que siempre que sea posible, siempre, pero siempre, elige productos orgánicos que hayan sido cultivados y alimentados cuidadosamente sin el uso de pesticidas ni productos químicos desagradables. De lo contrario, simplemente estás devolviendo más toxinas a tu cuerpo. Inicialmente, puede que esto te resulte incómodo, debido al gasto que conlleva, pero reducirá los artículos costosos como la carne y el pescado, por lo que notarás que la factura de la compra no es mucho más alta de lo normal.

Es demasiado importante no estropearlo, solo porque las frutas o verduras puedan costar un par de dólares más que los productos estándar. Después de todo, ¿no mereces un poquito más?

Antes de comenzar con la detoxificación, asegúrate de tener muchos vegetales y que durante tu detoxificación puedas conseguir vegetales frescos y orgánicos con facilidad. No lo dejes para el día 1 y luego descubras que tienes que pasar la mayor parte del día tratando de

141

encontrar verduras y frutas que sean lo suficientemente puras para que pueda comerlas en tu detoxificación. Compra un poco de miel orgánica, así como un poco de aceite de oliva virgen extra (cuanto más puro, mejor).

Si no comes carne o pescado, algunas de las recetas no serán adecuadas para ti. Pero es posible simplemente sustituir por frijoles, cebada, lentejas, garbanzos u otra fuente de tu proteína habitual, siempre que se especifique carne o pollo. Hay algunos platos de pescado y uno o dos con pollo, por lo que la mayor parte del programa es en realidad bastante libre de carne, así que no tengas miedo, puede ser realizado por vegetarianos y amantes de la carne. Los veganos pueden encontrar que no es adecuado debido al hecho de que se utilizan miel, mostaza y otros ingredientes no veganos.

DÍA 1

Cuando te levantes hoy, felicítate por hacer algo realmente bueno: ¡por ti!
Piensa positivamente. Estos van a ser 10 días muy emocionantes. Vas a tener un muy buen momento, vas a apreciar tu cuerpo. ¡Guao!, esto va a ser muy bueno para ti, así que vamos a empezar ...

Si lo deseas, puedes ayunar hoy y beber solo agua, infusiones y un poco de jugo de frutas. Sin embargo, esto es una cuestión de su elección personal. A muchas personas les encanta esto porque los sumerge de inmediato en el proceso de detoxificación y tienen algún tipo de simbolismo asociado, para que las personas puedan sentirse limpias a un nivel muy profundo, casi espiritual.

Pero para otros, especialmente si no has estado comiendo de manera muy saludable durante algún tiempo, este es realmente un paso demasiado drástico.

½ HORA ANTES DEL DESAYUNO:

Una taza de agua hervida (se deja enfriar ligeramente) con un chorrito de limón o jugo de limón.

DESAYUNO:

Jugo de frutas, preferiblemente recién exprimido con algo de fruta. Los higos o las bananas son una buena opción. Sin melón (pueden ser difíciles de digerir a menos que se coman solos).

MERIENDA MATUTINA:

Fruta: Cualquier cosa excepto melones.

ALMUERZO:

Arroz integral cocido y ensalada con jugo de manzana o zanahoria.

MERIENDA DE LA TARDE

Zanahorias picadas o ralladas, tomates, berros.

CENA:

Ensalada hecha con lechuga, apio, berro, brócoli crudo y tomates.

CENA:

Fruta (de nuevo, sin melones). Los bananas pueden ayudarte a sentirte lleno y dormir mejor.

DURANTE EL DÍA:

Un montón de té de hierbas y jugo de frutas, junto con el agua. Trata de beber al menos 4 pintas de líquido al día, aumentando a 5 pintas (1,89 litros) si puedes hacerlo: pero no exageres la ingesta de líquidos.

Toma las cosas con calma hoy, no hagas demasiados ejercicios ni vayas al sauna, simplemente relájate, lee un poco, intenta darte un baño o una ducha relajante y déjate mimar un poco.

Puede ser útil llevar un diario de cómo te siente y las formas en que tu cuerpo parece estar reaccionando. Esto puede ser útil para aprender lecciones de tu detoxificación, para que puedas adaptar un estilo de vida generalmente más saludable, cuando tu plan haya finalizado.

DÍA 2

Siga las instrucciones del día 1 para antes del desayuno, desayuno y merienda matutina.

ALMUERZO:

Sopa casera. Hierve algunos vegetales solo en agua (no uses aceite) junto con un poco de ajo (unos 3 dientes) y no uses sal. Hierve hasta que las verduras estén tiernas, luego agrega un chorrito de jugo de limón y un poco de pimienta al gusto. Como es posible que esto no llene demasiado, pon muchos vegetales. Si estás trabajando, lleve la sopa contigo, ya sea en un termo o pre-cocínala y luego caliéntala en el trabajo.

MERIENDA A MEDIA TARDE:

Tanta fruta como puedas comer. Si te empiezas a aburrir por comer frutas, en su lugar, coma algunos vegetales, crudos si es posible.

CENA:

Un tazón de arroz integral, junto con algunos vegetales ligeramente cocidos. No agregues sal al arroz ni a los vegetales.

CENA:

Banana y un poco de semillas de girasol crudas.

DURANTE EL DÍA INTENTA HACER UN POCO DE EJERCICIO.

Sal a caminar, respira un poco de aire fresco, o si el clima es malo, haz algunos estiramientos en casa. Si estás trabajando, intenta salir del ambiente de trabajo a la hora del almuerzo, solo para tratar de promover la máxima concentración en la tarde.

Recuerda mantener elevado tu consumo de líquidos y bebe mucha agua, té de hierbas y jugo de frutas. Sin embargo, tenga en cuenta que el jugo de fruta puede ser un poco ácido en el estómago, por lo que el agua y los tés de hierbas son las mejores opciones.

DÍA 3

Sigue las instrucciones para el día 1 antes del desayuno, desayuno y merienda a media mañana.

ALMUERZO:

Sopa de lentejas. Toma 3 onzas de lentejas, lávalas y hiérvelas hasta que estén tiernas. Luego agrega un poco más de agua y algunos vegetales picados finamente. Lleva a ebullición nuevamente y cocina hasta que los vegetales estén tiernos. Agrega un chorrito de jugo de limón y un poco de pimienta y ¡disfruta! Nuevamente, si estás trabajando, lleva la sopa y vuelve a calentarla o en un termo.

MERIENDA A MEDIA TARDE:

Semillas de girasol y frutas o vegetales.

CENA:

Pimientos Dulces Asados
Toma 2 pimientos dulces, por persona, córtalos por la mitad, a lo largo. Luego, llena cada mitad con algunos tomates (finamente picados), un poco de albahaca y cilantro (otra vez finamente picados) y ásalos en un horno bajo (aproximadamente a 350° C durante unos 50 minutos). Si lo deseas, puedes frotar muy ligeramente cada lado de los pimientos con un poco de aceite de oliva virgen extra, pero si puedes cómelos sin esto, recuerda que es mucho mejor que no lo uses. Antes de comer los pimientos agrega un chorrito de jugo de limón y un poco de pimienta. Servir con un poco de arroz integral.

CENA:

Semillas de girasol y algunos frutos secos.

DURANTE EL DÍA 3 DEBERÍAS INTENTAR HACER UN POCO MÁS DE EJERCICIO.

Intenta hacer algo que te haga sudar, para que puedas eliminar aún más esas toxinas pequeñas y desagradables. Si estás en buena forma, sal correr o ve a pedalear la bicicleta por un ciclo rápido. Si no está en tan buena forma, intenta correr en el lugar o salta hasta que empieces a sudar. Si tiene algún tipo de DVD de acondicionamiento físico, ponlo y simplemente mantente activo. Cualquier tipo de entrenamiento es mejor que ninguno, por lo que incluso un poco de trabajo energético en casa es mejor que simplemente sentarse.

A estas alturas, tu cuerpo puede sentirse un poco "extraño", incluso puedes darte cuenta de que está pensando mucho en comida, pasteles, pan o simplemente una copa de vino, etc. Eso es perfectamente normal, pero también puede ser útil tomar algunos de los suplementos que se enumeran en el siguiente capítulo, solo para ayudar a tu cuerpo a curarse por sí mismo y superar el proceso sin desanimarte demasiado.

DÍA 4

Ok, a estas alturas ya se ha hecho la mayor parte del proceso de limpieza intensa, ahora las cosas se vuelven mucho más fáciles. De repente, tu dieta se vuelve mucho más variada y cuando te levantes hoy, intenta darte una afirmación positiva, solo para decirte lo bien que has hecho y cómo has superado la parte más difícil. ¡Las cosas van a estar mucho mejor de ahora en adelante!

El antes del desayuno y el desayuno son los mismos que en otros días, pero trata de variar la fruta que comes para tu desayuno, solo para asegurarte de que no te aburras.

MERIENDA DE MEDIA MAÑANA:

Para su merienda a media mañana, consigue algún tipo de yogur probiótico, ya que esto solo hará que notes cambios, sino que también ayudará a tu estómago a ajustar los niveles de bacterias buenas que necesita para deshacerse de aún más bacterias malas.

ALMUERZO:

Tome algunas judías verdes y papas nuevas o para ensaladas, (solo dos o tres papas por persona) cocina hasta que estén tiernas y luego mezcla con algunas hojas de ensaladas, aderaza con un poco de vinagre balsámico y un poco de jugo de limón. ¡Rocía ligeramente con algunas semillas de girasol y disfruta del sabor de esos carbohidratos adorables que las papas te brindarán!

Si tienes que ir a trabajar hoy, prepara la ensalada y cómela fría, aunque si estás en casa, es bueno tener las judías y las papas calientes, que contrastan bien con el frescor de las hojas de la ensalada.

MERIENDA A MEDIA TARDE:

Un poco de ensalada de tu elección.

CENA:

No te preocupes ¡La cena ahora se pone un poco más emocionante! Esta noche puede tener un filete de salmón al vapor, con una porción de vegetales realmente generosa. Pero sí, necesitas una salsa para acompañarla, así que prepara unos tomates picados en un poco de agua, hasta que tengan una consistencia similar a la salsa (unos 10 minutos), agrega un poco de chile en polvo, solo la más mínima gota y use esto como una salsa para tu salmón.

Para el postre, puedes tomar un yogur probiótico y si lo necesitas, endúlzalo con un poco de miel o fruta (o si te encanta el dulce, entonces con ambos).

FLUIDOS Y FIBRA

En este momento descubrirás que probablemente comiences a sentirte un poco más renovado. Pero es importante asegurarte de que sigas bebiendo muchos líquidos. Recuerda que ha estado ingiriendo mucha fibra dietética con todas esos vegetales y frutas, por lo que necesitas líquidos para aumentar el volumen de la fibra y ayudarte a sentirte lleno. De lo contrario, simplemente se sentirá incómodo.

¡EJERCICIO!

¡También tienes que realizar un ejercicio bastante riguroso hoy! Esto ayudará a tu piel a eliminar toxinas, por lo que mientras más activo puedas estar, mejor. También te ayudará a dormir un poco mejor. No te preocupe si tu piel tiene un aspecto pálida y poco brillante en esta etapa; eso es solo porque las toxinas están subiendo hacia la superficie de la piel y otro par de días comenzarás a verla mucho más viva y fresca.

LIMPIEZA DE LA PIEL

También puedes considerar tener algún tipo de rutina de limpieza de la piel hoy, solo para acelerar el proceso. Podrías cubrirte con un producto de limpieza a base de arcilla, que ayuda a literalmente "extraer" las toxinas, o simplemente puedes cepillar tu piel en el baño o en la ducha. Esto también ayudará a tu circulación.

Sin embargo, deja la rutina de limpieza de la piel hasta después de haber hecho ejercicio, para obtener el máximo efecto.

CENA:

Finalmente, para la cena, toma algunas nueces, junto con semillas de girasol y algunas semillas de calabaza.

Así que ese es el final del Día 4 y has hecho un brillante esfuerzo para llegar tan lejos. Consiéntete con algo que te guste. Esto puede ser simplemente un baño o una ducha larga, un tratamiento facial, un masaje de tu ser querido o lee un buen libro. ¡Pero necesitas algo como regalo y recompensa por haber llegado tan lejos y hoy probablemente ha sido mucho más fácil que los tres primeros días y ahora estás en la recta final!

DÍA 5

Antes del desayuno hacer lo de siempre.

DESAYUNO:

Frutas y tés de hierbas o jugo de frutas habituales, pero esta vez también come un yogur probiótico.

MERIENDA DE MEDIA MAÑANA:

Una banana y unas semillas o frutos secos.

ALMUERZO:

El almuerzo de hoy es una ensalada, con algunas lentejas calientes y cocidas que se agregan solo para darle algunos carbohidratos y proteínas. Si descubre que te estás cansando un poco de la ensalada y estás deseando tus "comidas normales" de nuevo, agrega un huevo duro, solo para volver a introducir diferentes sabores en tu dieta.

MERIENDA A MEDIA TARDE:

Algunas nueces junto con frutas.

EJERCICIO:

Hoy necesitas hacer algo de ejercicio, preferiblemente antes de la cena, solo para poder aumentar el apetito por la comida. Intenta hacer algo que realmente funcione en tu cuerpo. Si puedes, prueba con levantamiento de pesas, un DVD de fitness o una carrera larga. No importa cuál sea tu nivel de condición física, intenta empujarte a otro nivel, a través de un ejercicio intenso y arduo.

Esto no solo te hará sentir más hambre y, por lo tanto, disfrutarás más de tu comida, sino que también ayudarás a tu cuerpo a eliminar algunas de sus toxinas a través del sudor que producirás. Y, si eso no fuera suficiente motivación, también te ayudará a bajar de peso, ya que quemarás muchas calorías y no consumirás una gran cantidad de calorías durante su detoxificación.

FLUIDOS

Debes recordar mantener tu ingesta de líquidos, especialmente ahora que estás haciendo ejercicio. Los tés de hierbas, el jugo de frutas y el agua son la mejor manera de mantener los líquidos. Trata de no tomar demasiados líquidos a la vez, sino que sigue bebiendo líquidos durante todo el día, de modo que tus niveles estén constantemente altos, no aumentando y luego disminuyendo nuevamente.

CENA:

Guiso de Calabacín y Berenjena
Esta receta en realidad hará 3 porciones de tamaño razonable, por lo tanto, si la come sola, entonces congela dos porciones, para comer los próximos días, o incluso al final de tu detoxificación, como una alternativa saludable a una cena pesada.

Para la receta básica necesitarás:

- 1 cebolla
- 1 calabacín
- 1 berenjena
- 1 lata de tomates (sin azúcar ni sal añadida)
- 4 tomates finamente picados
- Albahaca fresca
- Pan integral para acompañar el guiso.

Antes de comenzar la receta, remoje la berenjena en rodajas en sal, luego, antes de usarla, lávala a fondo para deshacerse de toda la sal.

Saltea ligeramente la cebolla en ½ cucharadita de aceite de oliva virgen extra. Luego agrega el calabacín y la berenjena, los cuales han sido picados. Después de un par de minutos, agrega los tomates picados y la lata de tomates, junto con un poco de albahaca fresca. Deja hervir, luego deja cocer a fuego lento durante unos 20 minutos más o menos. Antes de servir, agrega el resto de la albahaca fresca y disfruta con un poco de pan integral (sin mantequilla).

Para el postre puedes tener algunas frutas, preferiblemente bayas.

CENA:

Intenta simplemente tomar un té de hierbas para la cena, o si tienes mucha hambre (especialmente después de todo ese ejercicio), puede comer una pequeña rebanada de pan integral con una banana.

Recuerda que ahora estás a mitad de camino de tu detoxificación y que va bien. No tengas miedo de los próximos días, ya que estás superando el tiempo más difícil.

DÍA 6

Hacer lo de siempre antes del desayuno.

DESAYUNO:

El desayuno es fruta y té de hierbas o jugo de fruta, y también un yogur probiótico.

MERIENDA DE MEDIA MAÑANA:

Frutas y/o un puñado de nueces.

ALMUERZO:

El almuerzo de hoy es una sopa de vegetales de su elección. Solo toma un número de vegetales con hierbas frescas, agrega un poco de agua, cocine hasta que estén tiernas y luego tritura en un procesador de alimentos. Sirve con una rebanada de pan integral y disfruta con té de hierbas.

Ya que estás obteniendo carbohidratos del pan, trata de no comer un postre en esta comida.

MERIENDA A MEDIA TARDE:

Para tu merienda a media tarde, come una banana (y si aún siente hambre, tome algunas nueces para tratar de estabilizar el azúcar en la sangre).

EJERCICIO:

Hoy necesitas hacer ejercicio de nuevo. Si no estás muy en forma, trata de hacer todo lo que puedas dentro de tu zona de confort, pero no te exijas demasiado. Esto le dará a tus músculos la oportunidad de recuperarse y fortalecerse. Hacer ejercicio en exceso si no estás en condiciones, puede ser contraproducente. Entonces, en lugar de salir a correr, dé un paseo largo o simplemente algo suave. Pero si tienes un nivel razonable de actividad física y haces ejercicio al menos dos o tres veces a la semana normalmente, entonces debería estar bien que hagas algo que sea bastante agotador.

CENA:

La cena de esta noche es un filete de pollo que se ha cocinado en el horno, que se ha frotado muy ligeramente con una pequeña cantidad de aceite de oliva virgen extra. El pollo debe cocinarse durante al menos 30 minutos y cubrirse durante los primeros 15. Cocina unos vegetales al vapor para acompañar el pollo y luego toma dos cucharadas de yogur, ½ cucharadita de mostaza muy suave y ½ cucharadita de miel orgánica y mezcla para formar una salsa que se puede usar para preparar el pollo. Agrega cualquier hierba fresca que te guste (el perejil funciona particularmente bien en esta receta) y disfruta. Si puedes soportar separarte de una parte del pollo, corta un trozo para disfrutar mañana con tu almuerzo.

Si no comes carne, entonces será aceptable asar algunos vegetales en aceite de oliva virgen extra (pero en una cantidad pequeña) y luego comer con la salsa y una rebanada de pan integral en lugar de los vegetales al vapor.

Para el postre, puedes tener albaricoques que han tenido una pequeña gota de miel rociada sobre ellos o algunas bananas (dos) que han sido horneadas, después de haber sido rociadas con un poco de miel.

CENA:

La cena de esta noche es fruta y té de hierbas de tu elección. Alternativamente, si te sientes un poco cansado de las frutas, toma algunas semillas o nueces.

Ten en cuenta que la receta de la cena del día de mañana sugiere frijoles, así que si vas a usar frijoles, debes remojarlos durante la noche para que se puedan cocinar mañana.

DÍA 7

¡Guao!, ya casi estamos allí. Ha pasado una semana desde que comenzó este proceso. Sé honesto ahora, fue mucho más fácil de lo que pensabas y, de hecho, probablemente no puedas creer lo indoloro que ha sido.

Por ahora los efectos físicos deberían estar empezando a verse. ¡Tus ojos deberían ser un poco más claros y brillantes, tu piel debería tener una suavidad y claridad que probablemente no hayas visto en años! Además, debes sentir que tienes más energía, vitalidad y un vigor renovado por la vida. ¡Todo ese cansancio que sentiste se ha ido y la vida se ve mucho más interesante ahora! ¡Así que continúa y maximiza los efectos, a través de tener los últimos días de detoxificación!

Las personas pueden notar que pareces un poco más vivo y que estás más alerta. Pero una cosa que puede encontrar es que algunas personas le dirán que notan que usted se ve muy bien. Otros puede que no. Así que no te asustes si la gente no dice que te ves muy bien o que pareces estar mucho más saludable de lo que eras.

A algunas personas no les gusta que las personas se vean realmente bien y tengan el control de sus vidas. Simplemente envidian el hecho de que hayas tomado el control y te hayas regalado un tratamiento fantástico, eliminando cuidadosamente todos los venenos de tu cuerpo. Por lo tanto, ejercitan su control al no darte refuerzos positivos. ¿Y qué haces si esto sucede? Bueno, te encoges de hombros y los compadeces por su falta de generosidad y espíritu. En un capítulo posterior verás que este proceso también implica detoxificar tu mente y tu cuerpo, por lo que estarás equipado con suficiente dulzura natural en tu alma, ¡para asegurarte de que realmente no te moleste su envidia!

Antes del desayuno y el desayuno son los mismos que de costumbre,

159

pero nuevamente, ¡el yogur probiótico también está en el menú!

MERIENDA DE MEDIA MAÑANA:

Bien, ahora es un poco difícil mantenerte rígido en tu programa de detoxificación, a menos que tengas una voluntad de hierro, así que hoy tendrás una bebida de yogur, que consiste en yogur, algunos cubitos de hielo, fruta y una pequeña gota de miel. Combínalos todos juntos en una licuadora o mezclador de merengadas y simplemente disfruta del sabor de la dulzura natural. Si estás en el trabajo hoy, hazlo por la mañana y colócalo en un termo para que cuando lo tengas en el trabajo, sea agradable y fresco.

ALMUERZO:

El almuerzo de hoy es una papa que se ha horneado de acuerdo a tu gusto y luego, para rellenar, puedes mezclar algunos tomates con un poco de carne picada o pescado de tu elección (si ha guardado un poco de pollo de la cena de la noche anterior) entonces usa esto). Agrega un poco de yogur para darle un poco de humedad y sirve con tanta ensalada como quieras.

MERIENDA A MEDIA TARDE:

Para una merienda a media tarde come algunos frutos secos y semillas.

EJERCICIO:

¡Hoy puedes volver a hacer un buen ejercicio para deshacerte de las toxinas que son más reacias a abandonar tu cuerpo! Necesitas echarlas, así que entrena lo mejor que puedas y trata de esforzarte un poco más. Recuerda que ya vas hacia el final de tu plan, ¡así que tendrás que maximizar su efectividad y estar activo!

CENA:

Para la cena, come un guiso de lentejas o frijoles. Si estás usando frijoles, entonces asegúrate de usar frijoles secos que se hayan remojado durante la noche. Simplemente sofríe una cebolla y un poco de ajo en una pequeña gota de aceite de oliva virgen extra, luego agrega algunos tomates picados y pimientos dulces. Finalmente, agrega una lata de tomates picados con una porción generosa de frijoles o lentejas. Agregue abundante agua, luego cocina según las instrucciones para los frijoles o las lentejas y disfruta con un poco de pan integral o pasta.

INDULGENCIA:

Hoy, siendo el día 7 es "día de regalo", así que asegúrate de planear una cosa buena para esta noche. ¡Podrías ir al cine o ver una película, o tal vez simplemente apagar tu teléfono celular y poner tu música favorita y olvidarte del mundo por un tiempo! Sin embargo, debe ser algo que puedas disfrutar y sentir como si te estuvieras complaciendo. Solo recuerda que se trata de pura indulgencia, ¡así que no significa una copa de vino, una barra de chocolate o una barra de caramelo! Has llegado hasta aquí, así que no te rindas ahora.

Además, recuerda que es muy importante seguir tomando muchos líquidos, de lo contrario no sentirás todos los beneficios del proceso de detoxificación. Por lo tanto, sigue bebiendo, especialmente los tés de hierbas, que pueden ser extremadamente calmantes y de limpieza al mismo tiempo.

DÍA 8

Bueno, ahora ya hay un final a la vista, pero te sentirás diferente. Cuando comenzaste, probablemente estabas ansioso de que llegara el final, pero ahora que ya casi estás aquí, una parte de ti probablemente querrá seguir comiendo de esta manera y disfrutando de la vitalidad que la detoxificación puede brindarte.

Bueno, después de que la detoxificación haya terminado, puedes introducir un poco más de variedad en tu dieta, pero eso no significa que de repente vuelvas a comer alimentos procesados y comida chatarra: no, todavía puedes comer de manera saludable, pero asegúrate de que tengas una dieta muy equilibrada, que sea la mejor y más adecuada para tu cuerpo y tus necesidades nutricionales generales.

ALMUERZO:

Come como siempre hasta la hora del almuerzo.

El almuerzo es un tazón de sopa de vegetales con un poco de pan integral. Cocina la sopa como lo hiciste en otros días, pero si sientes la necesidad, fríe una cebolla con unas gotas de aceite de oliva virgen extra antes de poner los vegetales. Para agregar un poco de variedad, rocía algunas semillas o nueces en la sopa, para que tengas algo de textura y algo para morder.

MERIENDA A MEDIA TARDE:

Trata de tomar una bebida de yogur de nuevo hoy. Si lo deseas, siempre puedes intercambiar esta ronda con tu merienda de media mañana, lo que sea más conveniente para ti.

EJERCICIO:

El ejercicio de hoy debe ser lo más vigoroso posible. A estas alturas ya habrás acumulado un poco más de resistencia, por lo que, independientemente de tus niveles de condición física, podrá tener un entrenamiento realmente bueno. Una vez más, empújate un poco más. Entonces, cuando comiences a sentirte cansado y como si no pudieras continuar, ¡haz un poquito más!

CENA:

La cena de esta noche es un poco de atún a la parrilla, lo más fresco que puedas tenerlo, o si no puedes conseguirlo fresco, trata de que sea uno que haya sido congelado poco después de haberlo capturado. Cocina el atún en el horno, solo ligeramente rociado con un poco de aceite de oliva virgen extra. Cocina al vapor algunos vegetales como acompañamiento y mezcla la salsa de yogur, mostaza y miel que preparaste para el salmón. Si te resulta difícil no tener papas con una comida como esta, puedes hervirlas o cocerlas al vapor, pero trata de no sobrecargar tu sistema con carbohidratos.

DISFRUTA:

Ya has llegado tan lejos que realmente necesitas darte el gusto esta noche. Dedica algo de tiempo, solo para que hagas algo que realmente disfrutes hacer. Puede ser divertido, puede ser algo intelectual o algo realmente estúpido: eso no importa. Lo que importa es que es algo que realmente disfrutes hacer y algo (preferiblemente) lo que usualmente no tienes tiempo, por lo que realmente es un regalo muy especial.

CENA:

Intenta comer algunas nueces o semillas para la cena, pero si te sientes cansado de ellas, una rebanada de pan de trigo integral te dará todos los carbohidratos que necesitas para una buena noche de sueño.

DÍA 9

¡Guao, ya casi has terminado! Así es, mañana será tu último día. Qué sorprendente es eso y más en el punto: ¿qué tan increíble te ves ahora? Mira tu cabello, ¿está brillante y lleno de vida? ¿Tus ojos brillan positivamente con buena salud? ¿Te das cuenta de que tienes casi un 100% más de energía que antes? ¿Duermes bien por la noche y simplemente descubres que, en lugar de dar vueltas por la mañana, deseando que el mundo simplemente se vaya, estás saltando de la cama con una nueva determinación de cambiar el mundo? Sí, bueno, tal vez no todas esas cosas se apliquen en ti, pero muchas lo harán, así que confía en lo que has logrado hasta el momento y agradece que hayas podido lograrlo.

Come como siempre hasta la hora del almuerzo. El almuerzo debe ser una buena ensalada grande, con un poco de jugo de limón al gusto. Si nuevamente estás deseando carbohidratos, toma una banana como postre.

MERIENDA A MEDIA TARDE:

Puede ser una bebida de yogur, o fruta, o algunas nueces y semillas. La elección depende de ti y de cómo te sientas.

EJERCICIO:

Sí, lo has adivinado, hoy es un día en el que tienes que hacer tanto ejercicio como puedas. No te desanimes demasiado al respecto, recuerda que todo el proceso de detoxificación consiste en limpiar tu cuerpo y piel, ya que el órgano más grande del cuerpo debe limpiarse por completo y hacer que sude lo limpiará.

CENA:

Elige una receta que hayas disfrutado particularmente durante este proceso de detoxificación y vuelve a probarla esta noche. Recuerda que después de mañana comerás comidas más variadas y equilibradas, pero para esta noche, solo come una cosa que realmente disfrutaste y saboréala.

CENA:

Puede ser una fruta, un puñado de nueces o, si es absolutamente necesario, una rebanada de pan integral.

DÍA 10

Ok así que este es el último día de detoxificación! ¿Qué tan emocionante es? Llegaste hasta el final (bueno, casi) y no te has rendido a la tentación, no has estado comiendo en secreto barras de chocolate o tomando una cerveza rápida. No, en realidad has sido muy bueno, has comido bien, has hecho buen ejercicio y hoy será una celebración de todo lo que has logrado.

Come como siempre hasta la hora del almuerzo. El almuerzo consistirá en una sopa de vegetales, solo para limpiarte nuevamente, servida con una rebanada de pan integral.

MERIENDA A MEDIA TARDE:

Una elección entre las opciones habituales.

Ejercicio: una vez más, se requiere un ejercicio realmente riguroso. De verdad necesitas bombear esos músculos, hacer que funcionen y que tu corazón tenga un gran ejercicio también, para que puedas sentir verdaderamente que tus 10 días han sido 10 días que han sido realmente exitosos. Así que esfuérzate solo un poco más de lo normal: valdrá la pena, honestamente.

CENA:

La cena de esta noche deben ser los pimientos dulces que comiste el día 3, el plato de salmón que comiste el día 4 o el guiso de calabacín y berenjena que cocinaste el día 5. Estos platos no son sólo bajos en toxinas, sino que son muy buenos para la depuración y también ayudan a restablecer un cierto equilibrio en tu cuerpo, por lo que son excelentes desde un punto de vista de todo el año. Después de todo, esta es la última comida de tu programa de detoxificación, por lo que debe ser agradable y depurativa, así como baja en toxinas.

La cena debería ser como siempre.

Y esto querido amigo, es la conclusión del programa de detoxificación. No es ciencia de cohetes, no se trata de sobrevivir con 2 hojas de lechuga y un vaso de jugo de espinaca durante una semana. De hecho, seamos honestos, en realidad no fue tan doloroso y es algo que podrías hacer una vez cada dos meses, solo para mantener tu cuerpo en condiciones óptimas y, cuanto más lo hagas, más fácil será. Porque tu cuerpo tiene menos toxinas de las cuales deshacerse...

Pero hay cosas que puedes hacer durante el proceso de detoxificación, solo para hacerte la vida un poco más fácil y para ayudar a tu cuerpo a eliminar la mayor cantidad posible de toxinas. Por lo tanto, los siguientes 2 capítulos analizarán los suplementos seguidos de cosas que pueden ayudar si te resulta difícil deshacerte de las toxinas.

SUPLEMENTOS

No todos los que hacen un plan de detoxificación tienen que tomar suplementos. Pero pueden ayudar. Es posible enumerar alrededor de 100 suplementos diferentes que podrías tomar, pero la realidad es que solo necesita uno o dos y, aunque todos los suplementos que sugerimos son completamente naturales, si sobrecargas tu sistema con suplementos, esto mantiene a los riñones y al hígado ocupados procesándolos. Así que cuando se trata de suplementos; sé muy ponderado y no los tomes sin pensar en lo que estás haciendo.

ENTONCES, ¿QUIÉN NECESITA SUPLEMENTOS?

Si has estado viviendo un estilo de vida bastante tóxico y notas que has estado realmente estresado, tal vez bebiendo demasiado, si fumas o tienes mucho sobrepeso, puede ser útil tomar algunos suplementos, solo para asegurarse de que le des a tu cuerpo todo el apoyo durante el proceso de detoxificación. Sin embargo, depende completamente de ti: no tienes que tomar suplementos y tu detoxificación también funcionará sin ellos. Pero si te preocupa que haya MUCHAS toxinas en tu cuerpo, puedes tomar uno o dos suplementos, solo para ayudar un poco. Además, si estás muy estresado, un suplemento que puede ayudarte a relajarte puede mejorar sus posibilidades de superarlo. El programa es realmente muy fácil, pero si estás bastante "tóxico" y estás estresado, fatigado y un poco nervioso, entonces es más probable que saltes del vagón y acabes comiendo comida chatarra y bebidas gaseosas antes de que culmine el día 3, así que de nuevo, un suplemento puede ayudar.

Algunos suplementos que te pueden recomendar que tomes durante un programa de detoxificación, como el Evening Primrose Oil solo

169

comenzarán a tener efecto después de 3 meses de uso continuo, por lo que sus beneficios reales durante su detoxificación serán mínimos.

LECHE DE CARDO

Milk Thistle (Leche de Cardo) es un suplemento muy útil para tomar, ya que puede ayudar a mantener tu hígado. Recuerda que tu hígado está ocupándose de todas las toxinas que se han acumulado en tu cuerpo con el tiempo. ¡Por lo tanto, tomar leche de cardo es una muleta para ayudar a tu hígado durante un período de gran actividad! Puede ser útil tomar esto por un mes aproximadamente, y luego tener un descanso. La mayoría de las personas encuentran que la leche de cardo funcionará en aproximadamente 5 días y generalmente se toma durante un mes a la vez.

VITAMINA E

La vitamina E es un poderoso antioxidante que puede ayudar a proteger el cuerpo del efecto de los "radicales libres", que pueden liberarse durante un período intensivo de detoxificación. La vitamina E podría ayudar a neutralizarlos, por lo que está protegiendo tu cuerpo contra estos radicales libres que son bastante desagradables, si tienes demasiados de ellos volando sobre tu cuerpo sin control.

DIENTE DE LEÓN

A algunas personas les gusta tomar extracto de diente de león cuando pasan por una detoxificación, ya que esto puede ayudar a que los riñones funcionen de manera más efectiva. Te hace orinar con más frecuencia y también tiene un ligero efecto laxante en los intestinos. Por esta razón, y el hecho de que ingieras muchas frutas y vegetales durante tu detoxificación, puede ser mejor tomar solo el diente de león durante algunos días al principio y si no estás en el trabajo, ¡ya que los frecuentes viajes al baño pueden ser un poco vergonzosos!

TÉ DE YERBA MATE

La yerba mate a menudo se conoce como la 'bebida de amistad', ya que se usa ampliamente en América del Sur, donde está muy asociada con la relajación entre amigos. Tiene un efecto de equilibrio en el cuerpo, ayudándolo a sobrellevar el estrés y las tensiones. También ayuda al cuerpo a relajarse y dormir más profundamente, pero cuando te despiertas, no te sientes aturdido, sino que te sientes vivo y lleno de vitalidad. Es genial si estás experimentando estrés a largo plazo, ya que parece ayudar al cuerpo a eliminar el estrés y, cuando se trata de su programa de detoxificación, la Yerba Mate puede ayudarte a disfrutar del proceso, sin importar lo estresado que estés.

¿CÓMO AYUDAN LOS SUPLEMENTOS?

Los suplementos como los enumerados anteriormente, son simplemente ayudas para la detoxificación, porque apoyan el cuerpo y la mente cuando se está pasando por el proceso. No son "medicamentos milagrosos", simplemente son un apoyo, para ayudarte a obtener una ventaja y asegurarse de que las personas puedan seguir el programa. Aunque el programa de detoxificación descrito aquí no es tan estricto y en realidad es muy fácil de cumplir, algunas personas se sienten tan cansadas, estresadas y fatigadas con un estilo de vida tóxico que temen que nunca cumplirán el plan. ¡Así que estos suplementos son solo un poco de munición, para extraer, si sientes que todo el programa es simplemente demasiado para ti!

Pero solo toma uno o dos de los que figuran en la lista: quizás la leche de cardo y el té de yerba mate sean los 2 más importantes. Se puede prescindir de todos los demás, pero estos realmente hacen un gran esfuerzo y pueden hacer toda la diferencia en un programa de detoxificación. Con ellos, el proceso parece fácil, sin ellos, a veces puede ser un poco difícil.

Sin embargo, tenemos más municiones para ti. Sí, vas a entrar en la detoxificación armado con tantas armas como podamos darte, solo para asegurarte de que encuentres un proceso realmente simple y fácil, y no una lucha en absoluto. Aquí es donde nuestra detoxificación es sencilla y fácil de lograr, en lugar de ser demasiado abstracta y teórica. Solo al pasar por eso, puedes saber que a veces puede ser difícil no volver a los patrones tóxicos de comportamiento y alimentación, ¡por eso estás completamente equipado con el conocimiento de cómo vencer la tentación!

RECETAS DE DESAYUNO

Cereal de Buen Comienzo

Ingredientes:

½ taza de quinua cocida (preparar con anticipación de acuerdo con las instrucciones del paquete)
1 cucharada de aceite de coco
1 cucharada de nueces pecanas
1 cucharada de semillas de linaza molidas
1 cucharadita canela

Preparación:

Mezclar todos los ingredientes en un bol. Servir caliente.
Sirve 1-2
* Agrega ¼ taza de leche de coco sin azúcar y 1 onza
de pasas sin azúcar si lo deseas.
* Si doblas los ingredientes, el cereal se mantiene hasta una semana en un frasco de vidrio hermético en la nevera.

Mijo con Arándanos
Ingredientes:

½ taza de mijo cocido (preparar con anticipación de acuerdo con las instrucciones del paquete)
½ taza de manzana rallada
½ taza de arándanos frescos
½ cucharada de semillas de linaza molidas
4 nueces picadas

Preparación:
Mezclar todos los ingredientes en un bol. Servir caliente.
Sirve 1-2

* El mijo se puede encontrar en los contenedores de productos a granel en Whole Foods o en cualquier tienda de alimentos naturales.
* Puede sustituir el mijo con la avena sin gluten Bob's Red Mill.

Ensalada Cremosa de Frutas

Ingredientes:
1 banana madura
2 cucharadas de leche de coco, sin endulzar
1 naranja, pelada, segmentada y picada.
1 mango, pelado, sin semillas, y en cubos.

Instrucciones: Mezclar la banana y la leche de coco hasta que esté suave. La consistencia debe ser espesa. Mezcle la naranja y el mango en un tazón. Cubra con "salsa" de banana. Servir.
Rinde 1 porción
* Cubre con nueces crudas si lo deseas.

RECETAS DE ALMUERZO

Ensalada de Berros

Ingredientes:
1 manojo de berros (1 taza), tallos gruesos removidos
1 pomelo, pelado y segmentado.
1 aguacate, pelado, sin hueso, y en cubitos
1 cucharada de aceite de oliva virgen extra
1 cucharada de piñones

Preparación: Mezcla el berro, el pomelo, el aguacate y el aceite en un tazón mediano. Cubre con piñones y sirve.
Rinde 1 porción
* Tostar piñones en una sartén durante 1-2 minutos si lo desea.

Ensalada De Espinacas Con Aderezo De Limón + Aceite De Oliva

Ingredientes:
1 manojo de espinacas (1 taza de hojas)
3-4 fresas frescas, en rodajas
1 cucharada de semillas de calabaza
Aderezo:
1 cucharada de jugo de limón
1 cucharada de aceite de oliva virgen extra

Preparación: En un tazón pequeño, mezcla los ingredientes del aderezo. En un plato, combina las espinacas, fresas y semillas. Vierte el aderezo sobre la ensalada, mezcla y sirve.
Rinde 1 porción

Ensalada De Patata Dulce

Ingredientes:
1 patata, pelada y cortada en
cubos de ½ pulgada
1 cucharada de aceite de oliva virgen extra
1 cucharada de jugo de lima
1 manzana, sin corazón y en rodajas
½ cebolla amarilla, finamente picada
¼ taza de cilantro picado
½ aguacate, pelado, sin hueso, y en cubos
2 cucharadas. semillas de calabaza

Preparación:
Coloca la batata picada en una cacerola grande y cubra con agua.
Deja que hierva y cocina durante 10 minutos. Transfiere a un colador
y enjuaga con agua fría. Escurre bien y deja reposar. En un tazón
grande, combina el aceite, el jugo de limón, la manzana, la cebolla y
el cilantro. Agrega el aguacate y las batatas cocidas. Mezcla, cubre
con las semillas y sirve.
Para 1-2 Raciones.
* Tostar las semillas en una sartén durante 2 minutos si lo deseas.

Tabule de Lujo

Ingredientes:
½ taza de quinua cocida (preparar con anticipación de acuerdo con
las instrucciones del paquete)
1 cucharada de aceite de oliva virgen extra
1 cucharada de jugo de limón
½ cebolla amarilla, picada
2 cucharadas de perejil fresco, picado
1 cucharada de menta fresca, picada

Preparación: Combina todos los ingredientes en un tazón y sirve.
Rinde 1-2 porciones

Ensalada De Frijoles Blancos

Ingredientes:
1 cucharada de aceite de oliva virgen extra
1 diente de ajo, picado
½ cebolla amarilla, picada
2 zanahorias, picadas
1 lata de 15 oz de frijoles Great Northern, enjuagados y escurridos.
1 manojo de rúcula (1 taza de hojas)

Preparación:
Precalienta el horno a 350° grados F. En una fuente para hornear, mezcla el ajo, la cebolla y las zanahorias con aceite. Hornea sin cubrir por 10 minutos. Retira del horno, coloca papel aluminio sobre los frijoles y lleva al horno durante 10 minutos. Arregla las hojas de rúcula en un plato y cubre con la mezcla de frijoles y vegetales. Sirve
Rinde 1-2 porciones
* ¿En una crisis de tiempo? No hay necesidad de asar los vegetales. Pon todos los ingredientes encima de la rúcula y listo.

RECETAS DE LA CENA

Sopa de la Suerte

Ingredientes:
1 cucharada de aceite de oliva virgen extra
½ cebolla amarilla, picada
1 diente de ajo, picado
2 zanahorias, picadas
1 manojo de hojas verdes de col (1 taza), sin tallos y cortados en trozos pequeños
1 lata de 15 oz de frijoles carita, escurridos y enjuagados
½ cucharada de orégano seco
1-2 tazas de caldo de verduras
Sal marina y pimienta recién molida al gusto

Preparación:
En una olla grande a fuego medio, saltee la cebolla y el ajo en aceite durante 3 minutos. Añade las zanahorias y saltéalas durante 2 minutos. Agrega las hojas verdes de col, frijoles de carita y orégano. Agrega el caldo y deja hervir. Reduce el calor, cubre y cocina a fuego lento durante 20-25 minutos. Sazona con sal y pimienta y sirve.
Rinde 1-2 porciones

Pimientos Rojos Rellenos

Ingredientes:
½ taza de quinua cocida (prepara con anticipación de acuerdo con las instrucciones del paquete)
1 cucharada de aceite de oliva virgen extra
½ cebolla amarilla, finamente picada
1 tallo de apio, finamente picado
1 cucharada de comino
1 diente de ajo, picado
1 manojo de espinacas (1 taza de hojas)
1 lata de tomates de 14.5 oz , escurridos y líquidos reservados.
2 pimientos rojos, cortados en dos a lo largo, sin semillas, y sin costillas

Preparación:
Precalienta el horno a 350 ° grados F. Coloca una olla de tamaño mediano a fuego medio y saltea la cebolla y el apio en aceite durante 5 minutos o hasta que estén blandos. Añade el comino y el ajo y saltea por 1 minuto. Agrega las espinacas, tomates, y quinua cocida y cocina por 5 minutos, revolviendo frecuentemente. Si la quinua comienza a pegarse en el fondo de la olla, agregue 1-2 cucharadas de agua. Vierte el líquido de tomate reservado en el fondo de una fuente para hornear. Rellena cada mitad de pimiento rojo con una mezcla de ¼ taza de quinua y colócala en una fuente para hornear. Cubre con papel de aluminio y hornea durante 20 minutos. Sirve caliente.

Rinde 1-2 porciones

Sopa de Espárragos

Ingredientes:
3 tazas de caldo de verduras
¼ taza de anacardos
1 manojo de espárragos, picados
1 diente de ajo, pelado
½ cebolla amarilla, sal marina picada a gusto.

Preparación:
Licúa 1 taza de caldo con anacardos hasta que quede cremoso. Agrega los espárragos, el ajo, la cebolla y el resto de las 2 tazas de caldo. Licúa en velocidad alta hasta que quede suave. Vierte la sopa en una cacerola y calienta revolviendo frecuentemente. Añade la sal marina y sirve.
Rinde 1-2 porciones
* Puedes licuar la sopa la noche anterior para ahorrar tiempo. Para solo calentarla justo antes de servir.

Chile de Frijoles Negros

Ingredientes:
1 cucharada de aceite de oliva virgen extra
2 tazas de caldo de verduras
1 cebolla amarilla, picada
1 pimiento rojo, sin semillas y picado
1 diente de ajo, finamente picado
1 cucharadita comino
1 lata de 15 oz. de frijoles negros, enjuagados y escurridos.
½ aguacate maduro, pelado, picado y en cubos
1 cucharada de cilantro picado

Preparación:
En una olla grande, coloca el aceite y 2 tazas de caldo a fuego lento. Añade la cebolla, el pimiento rojo, y el ajo y cocina por 10 minutos. Agrega el comino y los frijoles y deja hervir. Reduce el calor y cocina a fuego lento sin tapar durante 15 minutos. Coloca por encima el aguacate y cilantro.
Rinde 2 porciones

ENSALADA Y ADEREZOS

Ensalada De Alubias Negras Ole

Ingredientes:
1 aguacate maduro, pelado, picado y triturado.
¼ taza de cilantro picado
1 cucharada de jugo de lima
1 lata de 15 oz de frijoles negros, enjuagados y escurridos.
1 manojo de lechuga romana (1 taza), picada
½ taza de tomates de uva, a la mitad
1 pimiento rojo, sin semillas y picado.
¼ taza de semillas de calabaza

Preparación:
En un tazón grande, mezcla el aguacate, el cilantro y el jugo de limón hasta que se unan. Añade los frijoles, lechuga, tomate, pimiento rojo y semillas de calabaza. Tira y sirve.
Rinde 1-2 porciones

Ensalada De Hinojo

Ingredientes:
1 taza de ensalada de verduras mixtas
1 bulbo de hinojo, reducido a la mitad y en rodajas finas
1 pera, sin corazón y picada
1 cucharada de aceite de oliva virgen extra

Preparación:
En un tazón grande, combina todos los ingredientes. Tira y sirve.
Rinde 1-2 porciones

Aderezo de aguacate

Ingredientes:
1 aguacate, pelado, sin hueso, y en cubitos
1 diente de ajo, picado
¼ taza de agua
1 cucharada de jugo de limón
¼ cucharadita. pimienta de cayena

Preparación:
En una licuadora o procesador de alimentos, mezcla todos los ingredientes hasta que estén suaves. Vierte sobre la ensalada, frijoles o granos favoritos.

Delicia de Arroz Salvaje

Ingredientes:

½ taza de arroz salvaje cocido (prepárelo de acuerdo con las instrucciones del paquete)

¼ taza de tomates secados al sol

1 aguacate, pelado, sin hueso, y en cubitos

1 tallo de apio, picado muy fino.

1 cucharada de piñones

1 cucharada de jugo de limón

Preparación:

Remoja los tomates secos en agua caliente durante 10 minutos para ablandarlos. Escurre y picar. En un tazón grande, combina todos los ingredientes (incluyendo los tomates secados al sol picados). Tira y sirve.

Rinde 2 porciones

Mijo de Hierbas con Vegetales

Ingredientes:

½ taza de mijo

1 taza de caldo de vegetales o agua

½ cebolla amarilla, picada

1 diente de ajo, picado

½ cucharadita de salvia picada

Preparación:

Pon una olla a fuego lento y agrega todos los ingredientes. Cocina durante 20 minutos o hasta que todo el líquido haya sido absorbido. Sirve.

Rinde 1-2 porciones

Ensalada De Quinua Con Garbanzos

Ingredientes:
½ taza de quinua cocida (preparar con anticipación de acuerdo con las instrucciones del paquete)
1 lata de 15 oz de garbanzos, enjuagados y escurridos.
1 cucharada de jugo de limón
½ aguacate, pelado, sin hueso, y en cubos
1 cucharada de albahaca en rodajas
Sal de mar y pimienta recién molida al gusto.

Preparación:
En un tazón grande, mezcla los garbanzos, jugo de limón, sal y pimienta. Añade la quinua cocida y combina. Coloca por encima el aguacate y la albahaca. Sirve.
Rinde 1-2 porciones

Sopa De Frijoles, Guisantes Y Puerros

Ingredientes:
1 cucharada de aceite de oliva virgen extra
1 puerro grande (solo partes blancas y verdes claras), en rodajas finas
1 cucharadita de menta picada
1 taza de guisantes congelados
1 lata de 15 oz de alubias, enjuagadas y escurridas.
2 tazas de caldo de verduras

Preparación:
En una olla grande a fuego medio, saltea el puerro y la menta en aceite durante 5 minutos. Añade los guisantes, las alubias, y el caldo y deja hervir. Reduce el calor y cocina a fuego lento descubierto por 10 minutos o hasta que las verduras estén tiernas. Sirve.
Rinde 2 porciones

SMOOTHIES Y JUGOS

Power Smoothie

Ingredientes:
2 tazas de leche de almendras (sin azúcar, original)
1 manojo de espinacas (1 taza)
1 manojo de col rizada (1 taza)
1 taza de bayas congeladas mezcladas
1-2 cucharadas de mantequilla de almendras crudas
Puñado de semillas de cacao
Mezcla todos los ingredientes y sirve.
Hace 16 oz. (aprox.)

Smoothie Delicia de Limón

Ingredientes:
2 tazas de leche de almendras (sin azúcar, original)
1 manojo de col rizada (1 taza)
1 manzana, sin corazón y cortada en cuartos
1 limón, pelado y sin semillas.
Mezcla todos los ingredientes y sirve.
Hace 16 oz. (aprox.)

Smoothie Verde de Mango

Ingredientes:
2 tazas de leche de coco (sin azúcar)
1 manojo de col rizada (1 taza)
½ taza de mango congelado
½ limón, pelado y sin semillas
Mezcla todos los ingredientes y sirve.
Hace 16 oz. (aprox.)

Smoothie de Bayas Mixtas

Ingredientes:
2 tazas de leche de almendras (sin azúcar, original)
1 taza de bayas mixtas (prueba los arándanos, las frambuesas y las fresas)
1 manojo de espinacas (1 taza)
1 banana
Mezcla todos los ingredientes y sirve.
Hace 16 oz. (aprox.)
* Para un batido más helado, usa bananas (pelados) y bayas congeladas.

Smoothie Energizante

Ingredientes:
2-3 hojas de lechuga romana
1 taza de agua de coco
1 tallo de apio
½ remolacha, pelada y picada
½ pulgada de raíz de jengibre fresco
Mezcla todos los ingredientes y sirve.
Hace 16 oz. (aprox.)

Jugo de "Amor"

Ingredientes:
3-4 zanahorias
1 remolacha
¾ pulgadas de jengibre fresco
½ limón, pelado
Haz un jugo con los ingredientes y sirve.
Hace 12 oz. (aprox.)

Jugo Verde + Lima

Ingredientes:
3 hojas de lechuga romana
2 tallos de apio
1 manzana, sin corazón y cortada en cuartos
1 pepino
½ lima, pelada
Haz un jugo con los ingredientes y sirve.
Hace 12 oz. (aprox.)

Jugo para Despertar

Ingredientes:
2 manojos de col rizada (2 tazas): usa los tallos para un impulso adicional
1 pomelo grande, pelado y segmentado.
1 pepino
4 hojas de menta
Haz un jugo con los ingredientes y sirve.
Hace 12 oz. (aprox.)

Jugo "Kick It"

Ingredientes:
3-4 tallos de apio
2 pepinos
1 manojo de espinacas (1 taza)
½ limón, pelado
1 cucharadita pimienta de cayena
Haz un jugo con los ingredientes y sirve
Hace 12 oz. (aprox.)

MERIENDAS

Barras de Avena con Fresa Cruda

Ingredientes:
1 ½ tazas de dátiles, picados
¼ taza de rodajas de almendra
2 cucharadas de avena (marca Bob's Red Mill GF)
1 taza de fresas, en rodajas finas

Preparación:
Cubre un molde para pan de 9x5 pulgadas con papel pergamino. En un procesador de alimentos, coloca poco a poco los dátiles, nueces y avena hasta que se combinen. Presiona uniformemente la mezcla de dátiles en la parte inferior de la bandeja preparada. En un tazón pequeño, haz puré con ½ taza de fresas y esparce sobre la mezcla de dátiles. En la parte superior coloca las rebanadas de fresa restantes. Corta en 12 rectángulos y sirve. Rinde 2-4 porciones

Bolas de Poder

Ingredientes:
2 tazas de mantequilla de almendra cruda o mantequilla de maní
1 taza de miel cruda
3 tazas de avena
½ taza de coco rallado o semillas de sésamo

Preparación:
En un tazón pequeño, mezcla la mantequilla de almendras o maní y la miel. Licúa la avena hasta que esté en polvo. Agrega avena a la mezcla de mantequilla de maní o almendras/miel y revuelve bien para combinar. La mezcla debe pegarse cuando se enrolla. Si está demasiado suelta, ponla en la nevera para reafirmar un poco. También puedes probar un poquito y ajustar los sabores como desee. Forma bolas. Pasa las bolas por el coco o semillas para cubrir. Sirve y almacena las sobras en el refrigerador hasta por 1 semana (o puedes congelarlas).
Hace 35-40 bolas
* Estas bolas crudas son un gran bocadillo para llevar en el carro o en el cajón de tu escritorio.
* Puedes agregar un poco de col rizada o semillas de lino molidas a esta receta para agregar valor nutricional.

Helado de Banana Picante

Ingredientes:
1 banana congelada
1 clementina congelada
1 cucharadita de canela

Preparación:
En una licuadora o procesador de alimentos, mezcla la banana, la clementina y la canela hasta que estén suaves y cremosas. Si la consistencia es demasiado gruesa, agrega 1 cucharada de agua mientras se mezcla. Sirve.
Rinde 1 porción
* Asegúrate de pelar la banana y la clementina antes de congelar.
* Cubre el helado con 2-3 fresas en rodajas y 1 cucharada de semillas de cacao si lo deseas.

Pudín de Chocolate Crudo

Ingredientes:
1 aguacate, pelado y picado.
4 dátiles, picados
3 cucharadas de cacao en polvo orgánico
½ cucharadita de extracto de vainilla
½ taza de agua

Preparación:
En una licuadora o procesador de alimentos, mezcla el aguacate, dátiles, cacao y vainilla. Incorpora agua poco a poco mientras se mezcla. Para para raspar los lados de la licuadora o tazón. Sigue mezclando hasta que esté espeso y cremoso. Sirve.
Rinde 1 porción

QUÉ HACER CUANDO LAS COSAS SE SIENTEN MAL

Algunas personas que han estado en un programa de detoxificación te dirán que fue tan fácil, que simplemente fue como un paseo, que ni siquiera pensaron en hamburguesas, papas fritas o una copa de vino. No , solo tuvieron una gran semana o 10 días y todo lo que comieron fue una hoja de espinaca (bueno, eso fue una exageración, pero te haces una idea, ¿no?). Otros te dirán que fue malo. Muy malo. Pasaron una semana entera o 10 días soñando con hamburguesas, papas fritas, vino, cerveza, etc. Fue infernal. Pensaron que se iban a desmoronar, y así sucesivamente.

Entonces, ¿qué experiencia tendrás? Bueno, hasta cierto punto, eso depende de tu mentalidad. Si crees que lo disfrutarás y sabes que tienes un montón de pequeños trucos bajo la manga, para que el proceso sea lo más fácil posible, entonces probablemente lo pasarás sin ninguna dificultad real. Pero puede haber ocasiones en las que pueda sentir que se siente un poco más difícil que las demás: un día estresante, los niños se portan mal o el trabajo simplemente ha sido muy duro. Bueno, cuando esto suceda, entonces debes sacar las "armas grandes" y estos son los trucos que simplemente te calmarán y te ayudarán a enfocarte de nuevo.

YOGA / ESTIRAMIENTOS

Si nunca has hecho yoga, entonces este puede ser un buen momento para hacerlo. Así que inscríbete en una clase de principiantes. Si ya lo has hecho antes, ve a una clase y refréscate con las técnicas. Si no puedes enfrentarte a una clase o comenzar algo nuevo, simplemente estira tu cuerpo todo lo que puedas. Estírate hacia arriba, levante los

DETOXIFICACIÓN DE 10 DÍAS

brazos hacia el techo, respira profundamente hacia adentro, luego inclínate hacia el piso, mantén los brazos y las piernas rectos y exhale mientras haces esto. Mantén tu respiración constante y regular. Intenta hacer esto cada vez que te sientas estresado o tenso. Si estás en el trabajo, ve al baño y hazlo en privado. En casa, puedes hacerlo en cualquier lugar que sea tranquilo y pacífico.

EJERCICIO

A lo largo del programa, se te recomendó hacer ejercicio, aparte del primer día. El ejercicio ayudará a relajar tu cuerpo, así como a liberar toxinas, por lo que es importante mantener el ejercicio y no dejar que las cosas se pasen por alto: recuerda que este es un plan importante, por lo que debe seguirse con cuidado.

RESPIRACIÓN PROFUNDA

La respiración profunda realmente calma el cuerpo. Este es un hecho científico, así que úsala para asegurarte de mantener tu cuerpo y alma calmados y compuestos. Inhala lentamente, a través de la nariz, hasta contar 8. Aguanta la respiración allí mientras cuenta hasta 7. Luego exhala de nuevo, a una cuenta de 11. Sí, estás exhalando durante más tiempo del que respiras, pero esto es lo que realmente te calma más rápido. Algunas personas aconsejan la respiración profunda una vez por hora, por lo menos durante los primeros días de un programa de detoxificación, pero depende de ti. Puedes hacerlo tan a menudo como una vez por hora, o puedes hacerlo cada vez que te sientas un poco estresado.

AROMATERAPIA

Toma unas gotas de salvia, lavanda o neroli en un baño relajante, o compra aceite de almendras de buena calidad y mezcla con unas gotas de su aceite de aromaterapia relajante favorito. Luego aplícalo cuando te sientas ansioso o tenso. Si lo aplicas a tus puntos de pulso, entonces puedes inhalarlo y esto realmente te ayudará a calmarte mucho más rápido.

PATRONES DE PENSAMIENTO

Somos lo que pensamos en gran medida, lo que significa que somos capaces de efectuar un cambio, incluso cuando es posible que no estemos conscientes de este poder. A menudo, si hemos estado viviendo un estilo de vida tóxico, nuestros patrones de pensamiento también son bastante tóxicos. Entonces, siempre estamos pensando negativamente o enfocándonos en cosas malas, en lugar de ser amables con nosotros mismos y tener pensamientos positivos, sobre qué tan bien lo estamos haciendo, cuánto amor hay en nuestras vidas y demás. Todos estos pensamientos negativos deben combatirse, así que intenta repetirte las afirmaciones de manera regular a lo largo del programa de detoxificación y cambia tus "pensamientos tóxicos" por pensamientos dulces y que afirmen la vida. Esto puede tardar un tiempo para que te acostumbres, pero realmente funciona, así que haz el esfuerzo de pensar de manera positiva y optimista.

FIN DE LA DETOXIFICACIÓN

Ahora que has llegado al final de la detoxificación, ¿qué haces? ¿Abres una botella o dos de vino, te sientas a comer hamburguesas y papas fritas y luego varias barras de chocolate? Bueno, si lo haces, entonces probablemente notarás que necesitas detoxificarte de nuevo muy pronto. ¡Trata de aprender de tu detoxificación y asegúrate de reducir la cantidad de alimentos procesados, dulces, azucarados, cafeína y alcohol que consumes regularmente y mantente alejado de la bodega de sal!

Un programa de detoxificación como éste puede ayudarte a hacer cambios a largo plazo en tu dieta y garantizarte que lleves una vida más feliz, con menos estrés y fatiga. Tus intestinos, riñones, piel, intestino, hígado e incluso tu cerebro recibirán una buena alimentación con todos los nutrientes que tu cuerpo necesita, sin tener que lidiar con las toxinas o venenos que consumes regularmente.

Tu cuerpo ahora está limpio, así que trate de mantenerlo de esa manera y asegúrate de que tu cuerpo se mantenga en su estado óptimo de salud y estado físico. Si haces esto, entonces también encontrarás que la próxima vez que te detoxifiques será un proceso mucho más fácil de realizar.

CAMBIO DE POR VIDA

Cambia tus patrones de pensamiento y adopta un estilo de vida que consiste en mantener tu cuerpo apreciado y cuidado. Le haces servicio a tu automóvil, ¿por qué no a tu cuerpo? Haz un esfuerzo consciente para pensar en los alimentos que consumes. ¿Son sanos, por qué los comes? Si comes porque te hace sentir mejor o porque estás estresado, tienes prisa o piensas que no tiene tiempo para hacer una comida saludable y nutritiva, intenta hacer los cambios en el estilo de vida que te permitirán tener tiempo para apreciarte y cuidarte a ti mismo.

Esto puede llevar tiempo, pero por otro lado, has completado un plan de detoxificación y ha demostrado que es capaz de tomar medidas activas para librar a su cuerpo de toda la maldad que se ha acumulado a lo largo de los años. Mantén el nivel de limpieza que has logrado al consumir una dieta balanceada y nutritiva y, dentro de un mes, verás que los alimentos dulces y azucarados o incluso los alimentos muy salados y procesados simplemente han perdido la mayor parte de su atractivo y en su lugar simplemente te sientes más energizado y tienes vitalidad, entusiasmo y un deseo por la vida que nunca supiste que tenías!

¡Así que simplemente disfruta de todas estas nuevas sensaciones, emociones y tu nueva forma de ser!

Dieta de Alimentos Crudos

Guía Paso a Paso Con Recetas Fáciles De Seguir Para Perder Peso Rápidamente y Comer Sanamente

John Carter

Derechos de Autor del Texto © John Carter

Descargo de Responsabilidad:

Tome en cuenta que la información contenida en este documento es solo para fines educativos y de entretenimiento. Se han realizado todos los intentos para proporcionar información precisa, actualizada, confiable y completa. No hay garantías de ningún tipo expresadas o implícitas. Los lectores reconocen que el autor no participa en la prestación de asesoramiento legal, financiero, médico o profesional. Al leer este documento, el lector acepta que bajo ninguna circunstancia el autor es responsable de las pérdidas, directas o indirectas, en que se incurra como resultado del uso de la información contenida en este documento, incluyendo, sin que se limite a: errores, omisiones o inexactitudes.

Aviso Legal:

Este libro está protegido por derechos de autor. Esto es sólo para uso personal. No puede modificar, distribuir, vender, usar, citar o parafrasear ninguna parte o el contenido de este libro sin el consentimiento del autor o propietario de los derechos de autor. Se emprenderán acciones legales si se infringe.

La información proporcionada en este documento se considera veraz y coherente, ya que cualquier responsabilidad, relacionada con la falta de atención o de otro tipo, por el uso o abuso de cualquier política, proceso o dirección contenida en este documento es responsabilidad exclusiva y total del lector receptor. Bajo ninguna circunstancia se hará responsable legal o legalmente al editor por cualquier reparación, daños o pérdida monetaria debida a la información aquí contenida, directa o indirectamente. Los autores respectivos son propietarios de todos los derechos de autor no mantenidos por el editor.

El autor no es un profesional con licencia, médico o profesional médico y no ofrece tratamiento médico, diagnósticos, sugerencias o

asesoramiento. La información presentada en este documento no ha sido evaluada por la Administración de Drogas y Alimentos de los EE. UU., Y no está destinada a diagnosticar, tratar, curar o prevenir ninguna enfermedad. Se debe obtener la autorización médica completa de un médico con licencia antes de comenzar o modificar cualquier programa de dieta, ejercicio o estilo de vida, y se debe informar al médico de todos los cambios nutricionales. El autor no asume ninguna responsabilidad ante ninguna persona o entidad por cualquier responsabilidad, pérdida, daño o muerte causada o supuestamente causada directa o indirectamente como resultado del uso, aplicación o interpretación de la información presentada en este documento.

CONTENIDO

INTRODUCCIÓN AL CONSUMO DE ALIMENTOS CRUDOS

Cada vez que veas las noticias, leas una revista, navegues por Internet o leas el periódico, una cosa está clara: nos preocupa nuestra salud. Hay varias formas diferentes de lograr un mejor estado de salud. Puedes realizar cambios en la dieta y el estilo de vida que te permitan alcanzar tus metas. Pero desafortunadamente, a menudo recurrimos a dietas de moda y ejercicio extremo para lograr lo que creemos que es un estado normal de salud.

Bueno, hacer cosas extremas no es necesariamente bueno para ti. El cuerpo es una máquina muy compleja. Toma los nutrientes adecuados para que funcione de manera óptima. Nuestras dietas modernas son deficientes en muchos de estos nutrientes y hace que sea difícil alcanzar el nivel de salud que realmente queremos. Incluso una dieta que sea saludable según ciertos estándares puede no contener todo lo que necesitamos. Es decir, a menos que consumamos una gran cantidad de alimentos crudos para compensarlo.

Una de las mejores maneras de vivir un estilo de vida saludable es hacer el cambio y comer una dieta compuesta principalmente de alimentos crudos. Esto incluye cualquier alimento que esté en su estado crudo. Debido a que los alimentos crudos contienen una gran cantidad de nutrientes, especialmente si los alimentos crudos también son orgánicos, pueden ayudar a resolver ciertos problemas de salud como la obesidad y las enfermedades del corazón y hacer que vivas una vida llena de energía y libre de enfermedades.

Las celebridades también han adoptado esta forma de comer. De hecho, esta es una dieta que innumerables celebridades, como Alicia Silverstone, han respaldado en el pasado. Se enteran, lo intentan y deciden que es una de las dietas más saludables que existen. De hecho, la mayoría de las personas que disfrutan de la dieta de alimentos crudos están convencidas de que es responsable de su mayor energía y mejor salud. Todo lo que tienes que hacer es leer los hechos y luego intentarlo. La energía resultante y el mejor estado de salud son ciertamente suficientes para convencerte.

¿QUÉ SIGNIFICA COMER ALIMENTOS CRUDOS?

Una dieta de alimentos crudos es aquella que contiene principalmente alimentos que están en su forma cruda. La comida se puede calentar hasta cierto punto, pero no si alcanza los 116 grados Fahrenheit. Esto se debe a que las altas temperaturas pueden destruir los nutrientes y otras cosas que hacen que la dieta sea tan saludable.

Sin embargo, algunas personas creen erróneamente que la dieta de alimentos crudos no contiene alimentos cocidos. Esto no es cierto porque algunos especialistas en alimentos crudos comen una dieta con tan solo 60% de alimentos crudos y tanto como 100%. Las personas que son nuevas comiendo una dieta de alimentos crudos pueden optar por quedarse en el extremo inferior. A medida que se dan cuenta de lo útil que es realmente esta dieta para su salud, pueden aumentar la cantidad de alimentos crudos en su dieta. Esta es una buena noticia para ellos porque algunas personas quieren hacer el cambio pero no están dispuestas a irse por el "pavo frío". Quieren algo gradual. Además, cambiar a una dieta de alimentos crudos de una sola vez puede no ser bueno para su sistema digestivo. Necesitas darle al cuerpo el tiempo adecuado para adaptarse a la nueva forma de comer.

A pesar de eso, esta es una dieta deseable de muchas maneras. Los alimentos pueden ser increíblemente diversos porque hay muchos chefs creativos que han preparado algunas recetas realmente creativas .Y piénsalo. Desde la infancia nos han dicho que comamos nuestras frutas y vegetales. Cuando hacemos dieta, una de las primeras cosas que hacemos es buscar los vegetales crudos como una merienda porque son abundantes, satisfacen y son bajos en calorías. Es interesante ver cómo las cosas que las personas nos decían en la infancia se han hecho realidad: no eran mitos. Los alimentos crudos realmente son buenos para ti.

Algunos especialistas en alimentos crudos practican lo que se conoce como veganismo crudo: respaldan una dieta basada completamente en plantas. Otros comen cosas como carnes crudas, pescado crudo, huevos crudos, productos lácteos no pasteurizados y no homogeneizados, además de los alimentos vegetales crudos. Sin embargo, es importante tener en cuenta que hay que tener mucho cuidado al preparar este tipo de dieta. Algunos alimentos pueden ser dañinos cuando se comen crudos. Sin embargo, vamos a repasar eso más tarde.

COMIENDO CRUDO - LO BÁSICO

Para seguir una dieta de alimentos crudos, se debe tener cuidado de que más de la mitad, o al menos el sesenta por ciento, de todos los alimentos que consumas deban estar en su estado natural. Si este es un estilo de vida que estás considerando, ten esto en cuenta cuando hagas el cambio o pienses en hacer el cambio.

- Una dieta de alimentos crudos debe incluir poca o ninguna comida cocinada. De hecho, los alimentos pueden calentarse, pero la cantidad no es mucha. Si quieres comer una dieta de alimentos crudos puros, nada se puede cocinar.

- Ser vegano es una elección opcional, adicional. Sin embargo, a pesar de que algunos alimentos de origen animal están permitidos, ciertamente es más fácil comer una dieta completamente vegetal. Es por eso que la mayoría de los que comen crudos son en realidad vegetarianos y algunos incluso son veganos completos.

- Comer alimentos orgánicos es otra forma de aumentar los beneficios de la dieta de alimentos crudos. Esto es porque los alimentos orgánicos son mucho más altos en nutrientes.

- Otra gran cosa acerca de la dieta de alimentos crudos es que no hay muchos alimentos de conveniencia que contribuyan a los beneficios para la salud. Sin embargo, puedes encontrar alimentos envasados en la tienda. Estos son muy buenos para ti y no se consideran alimentos procesados en absoluto.

- Comer una dieta de alimentos crudos definitivamente te ahorra tiempo en la cocina porque no necesitarás preparar comidas elaboradas. Sin embargo, hay algunas recetas. Es solo que no hay muchas comidas complejas que se estén preparando. Esto te ahorra muchos problemas al preparar las comidas.

Por supuesto, si has estado siguiendo la dieta de alimentos crudos, estas son cosas que ya has experimentado. Esta es una dieta que, si se sigue correctamente y con la mentalidad correcta, puede beneficiar considerablemente tu vida y tu salud. Y si estás buscando hacer el cambio, es fácil de seguir, especialmente si eliges la ruta vegana.

LO QUE ESTE EBOOK CUBRIRÁ

Sí, es cierto que una dieta de alimentos crudos puede ser excelente para ti. Con la prevalencia de cosas como los mercados de agricultores, las tiendas de alimentos orgánicos y las comidas de alimentos crudos y los alimentos envasados disponibles en los restaurantes y en las tiendas de alimentos saludables, es más fácil que nunca hacer el cambio. Este libro electrónico te dirá todo lo que necesitas saber para adoptar el estilo de vida de los alimentos crudos. Cubrirá:

- Los beneficios de comer una dieta de alimentos crudos y por qué es bueno para ti. Como verás, hay muchos beneficios que podrían hacer que valga la pena hacer el cambio.

- Habla sobre los pasos necesarios para ayudar a alguien a realizar el cambio a una dieta de alimentos crudos. Son simples, pero hay algunos trucos que puede hacer para que la transición sea mucho más fácil.

- Una mirada más detallada de lo que son los alimentos crudos y cómo preparar una dieta balanceada con alimentos crudos.

- Cómo surtir tu cocina con una variedad de productos de alimentos crudos, así como el equipo de cocina necesario.

- Cubrirá las técnicas básicas de cocina necesarias para crear comidas crudas.

- Cómo planificar un menú completo de alimentos crudos mientras obtienes el equilibrio correcto de vitaminas, minerales y nutrientes para tu cuerpo.

- El eBook también incluye varias recetas de alimentos crudos para ayudarte a comenzar a consumir una dieta de alimentos crudos de inmediato.

A medida que leas este eBook, aprenderás cómo cambiar tu salud y tu vida con la dieta de alimentos crudos. Sin embargo, necesitas estar en el estado de ánimo adecuado. Este libro electrónico te ayudará a decidir si hacer el cambio es adecuado para ti y luego te guiará paso a paso.

Una vez que hagas el cambio para comer una dieta de alimentos crudos, sabrás que está haciendo algo que es bueno para tu salud. Si estás indeciso, intenta seguirlo durante una o dos semanas para ver si es algo que puedas cumplir. Si no lo es, considera reducir tu porcentaje. Incluso si no estás dispuesto a renunciar por completo a los alimentos cocidos, incluso una dieta de 60% de alimentos crudos puede ser beneficiosa. Esto se debe a que todavía obtendrás el beneficio de las enzimas adicionales y los nutrientes que están presentes en los alimentos crudos.

DIFERENTES TIPOS DE ALIMENTOS CRUDOS

También es importante entender que hay diferentes niveles de ser una persona que come crudo. Aquí están las opciones:

- Coma una dieta cruda al 100% que no incluya ningún alimento cocido.

- Sea un vegano de alimentos crudos donde el 100% de su dieta proviene de fuentes vegetales. Esto es opcional porque aún puede encontrar fuentes crudas de alimentos, como ostras crudas y leche cruda, directamente de la vaca.

- Ser un vegetariano de comida cruda en alguna forma. Los vegetarianos lacto-ovo solo comen alimentos de origen vegetal , así como lácteos y huevos. Recuerda que todos los productos lácteos y de huevo deben estar en su estado original. También puede comer solo productos lácteos y vegetales o solo huevo y alimentos vegetales.

- Comer una dieta parcial de alimentos crudos. Aún puede ser considerado alguien que come crudo comiendo mínimo un 60% de alimentos crudos. Esto es algo que es ideal para un principiante, pero también puedes querer seguir con esto exclusivamente a medida que adquieras más experiencia.

Estas son solo algunas de las cosas que debes tener en cuenta a medida que leas este libro electrónico y decidas hacer el cambio. Si no estás decidido si este es realmente el estilo de vida para ti, es posible que desees tener una dieta de alimentos crudos al 60% al principio y no preocuparte por omitir alimentos de origen animal por ahora. Siempre puedes hacer la transición a algo más dramático como una elección personal más adelante en tu travesía.

LOS CRÍTICOS DE LA DIETA DE ALIMENTOS CRUDOS

Para ser justos, también hay críticos de este tipo de comida. Por ejemplo, se ha dicho que las personas que viven en climas fríos no deben seguir una dieta de alimentos crudos. Algunas personas encuentran que comer todos los alimentos crudos no está de acuerdo con ellos. Otros no sienten que la dieta sea muy satisfactoria o sabrosa. Y aún otros no están convencidos de que todo el bombo sea cierto.

Otra cosa que preocupa a mucha gente es el hecho de que la dieta de alimentos crudos carece de variedad. Sí, puede preparar alimentos crudos en una variedad de recetas agradables. Pero la comida cocinada es parte de lo que hace que comer sea tan interesante. Los críticos de la dieta de alimentos crudos creen que los alimentos crudos deben consumirse, pero también está bien tener alimentos cocinados. También es importante entender que algunos alimentos, como los tomates, muestran un aumento en sus beneficios para la salud cuando se cocinan. Si se comen crudos, todavía son nutritivos, pero no tan nutritivos como podrían ser.

Sin embargo, este eBook se centrará en los beneficios, no en lo que dicen los críticos. El hecho es que comer alimentos crudos ha beneficiado a mucha gente y los ha hecho más saludables. Cuando tomes la decisión de cambiar o no a una dieta de alimentos crudos, o de seguir una dieta de alimentos crudos, ten en cuenta que no es para todos. Es importante consultar con tu médico antes de sufrir cambios drásticos.

Ten en cuenta que al hacer el cambio, puedes experimentar algunas molestias gástricas. A medida que tu cuerpo se adapte a una forma nueva y saludable de comer, estos síntomas deberían disminuir. Si no se van, deberías ver a un médico. Sin embargo, esta incomodidad puede minimizarse si los cambios se realizan de forma gradual, no dramática.

Recuerda que es importante consultar a un médico si decides hacer el cambio. Si tienes problemas de salud, es posible que desees controlar tu progreso. Además, algunas personas pueden no ser adecuadas para este tipo de dieta. Dependerá de ti y tu médico decidir qué quieres hacer.

CAPÍTULO 1:
¿POR QUÉ COMER ALIMENTOS CRUDOS?

Para algunos, comer una dieta de alimentos crudos puede sonar extraño. Se han acostumbrado a comer alimentos envasados y procesados durante toda su vida. Su idea de un vegetal es algo que se hierve en agua durante mucho tiempo, y el resultado final es algo que ni siquiera se parece al original. Su noción de fruta también es altamente procesada.

El estilo de vida de los alimentos crudos es uno que abarca la simple idea de comer una zanahoria cruda, o una manzana o naranja en su estado original. Si es orgánico eso agrega una bonificación extra. Y si la fruta o la verdura fue recogida solo horas o incluso minutos antes de comerla, eso es aún mejor.

Aparte del simple placer de comer alimentos crudos, también te brinda múltiples beneficios para la salud. Esa es la razón número uno por la cual las personas terminan haciendo el cambio, por su salud.

¿POR QUÉ LA DIETA DE ALIMENTOS CRUDOS ES TAN SALUDABLE?

Entonces, ¿cuáles son estos beneficios de los que las personas siguen hablando, de todos modos? En cierto modo, casi parece demasiado bueno para ser verdad. ¿Una dieta que se centra en los alimentos crudos puede ser tan buena para ti que existe gente en todo el mundo cantando sus alabanzas? Para las personas que lo siguen, la respuesta es definitivamente sí. Es tan bueno para ti como afirma la gente en gran medida porque el contenido de nutrientes en general de la dieta es mucho mayor.

La gente está haciendo el cambio constantemente debido a los beneficios para la salud. Pero antes de examinar cuáles son estos beneficios, es importante comprender exactamente *por qué* la dieta de alimentos crudos conlleva estos beneficios para la salud. Sí, los beneficios para la salud existen, pero es importante sopesar toda la información antes de decidir qué hacer.

¿POR QUÉ NO DISFRUTAR DE UNA DIETA OCCIDENTAL?

Eso es fácil. Es porque la dieta occidental típica no es comida para nosotros y la dieta se queda corta de muchas maneras. Los alimentos están sobre procesados y llenos de grasas saturadas dañinas y ácidos grasos trans. Cuando los alimentos están altamente procesados también tienden a ser altos en sodio.

Ambos pueden causar problemas de salud. La dieta de alimentos crudos no solo es baja en grasa, sino que contiene un equilibrio perfecto de minerales. Como la comida no se procesa, tampoco hay grasas trans y grasas saturadas.

Sin embargo, no todas las dietas occidentales son así. Por ejemplo, la dieta mediterránea es conocida también por ser saludable. Entonces, los críticos de la dieta de alimentos crudos dicen que hay otras formas de comer en el mundo que también pueden ser placenteras y beneficiosas. Es importante ponderar toda la información y que tomes tus propias decisiones.

SE TRATA DE LAS ENZIMAS

Una de las cosas que hacen que los alimentos crudos sean tan beneficiosos son las enzimas. Todos los alimentos vivos contienen enzimas. De hecho, nuestros propios cuerpos fabrican enzimas que ayudan en la digestión. Por ejemplo, la enzima lipasa ayuda al cuerpo a digerir las grasas y la enzima lactasa ayuda a nuestro cuerpo a digerir la leche. Aquellos que son intolerantes a la lactosa no tienen la capacidad en su cuerpo para producir la enzima lactasa, principalmente por razones genéticas.

No importa lo que nuestros cuerpos necesitan para digerir, una enzima que se produce en nuestros cuerpos es una parte crucial de ese proceso. El cuerpo está equipado con diferentes órganos que ayudan a fabricar estos órganos. Y a pesar de que estos órganos funcionan a lo largo de nuestras vidas, disminuyen la velocidad a medida que envejecemos. Esto significa que nuestros cuerpos pueden no estar produciendo todas las enzimas que necesitamos. No solo eso, sino que la dieta moderna es tradicionalmente dura para el sistema digestivo y tiene que trabajar horas extras para digerir los alimentos que comemos. Esto significa que debe trabajar duro para producir todas las enzimas necesarias.

Aquí es donde entran los alimentos crudos. Como ya tienen enzimas, ayudan a aliviar la presión sobre nuestros sistemas digestivos. Esto a su vez ayuda a que el sistema digestivo funcione a un nivel óptimo. También ayuda al cuerpo a conservar las enzimas y previene la drástica ralentización que experimenta el sistema digestivo a medida que envejecemos.

Sin embargo, cuando se cocinan los alimentos, las enzimas se destruyen en gran medida. Entonces, a menos que la comida esté cruda, no obtendremos el beneficio de las enzimas. Sí, podríamos complementar las enzimas, pero en general no es una buena idea obtener muchos de nuestros nutrientes de los suplementos. Conseguirlos de los alimentos es mejor para su salud.

Dos ejemplos principales de enzimas importantes que se encuentran en los alimentos son la papaína, que está en la papaya, y la bromelaína, que está en la piña. Ambos han demostrado mejorar la digestión y tienen otros beneficios para la salud, como ayudar a aliviar el dolor muscular. Las enzimas son importantes y cada vez más personas se están dando cuenta de lo poderosas que son en realidad.

Además, las enzimas no estarán por siempre. Técnicamente nuestros órganos que las producen estarán siempre intactos. Sin embargo, los órganos se ralentizan a medida que envejecemos, lo que significa que no siempre habrá muchas enzimas presentes. Si comemos alimentos crudos estaremos mejor.

Algunas personas creen que el envejecimiento no es más que el agotamiento de nuestras enzimas. Esa es otra razón por la cual las personas aman la dieta de alimentos crudos. Les ayuda a mantener su apariencia juvenil por mucho más tiempo. Incluso las dietas en el mundo que no se enfocan necesariamente en alimentos crudos contienen muchas frutas y verduras crudas por esta razón.

LOS ELEMENTOS CRUCIALES DE LOS ALIMENTOS SON A MENUDO DESTRUIDOS POR EL CALOR

El calor no solo destruye las enzimas importantes, sino que también afecta a algunos de los nutrientes que están presentes en los alimentos. Aunque las enzimas son un elemento importante, no son lo único que es importante.

- El agua se pierde durante el proceso de cocción porque la estructura de la célula se descompone, lo que hace que parte del agua se escape.

- Aproximadamente el cincuenta por ciento de la proteína presente en los alimentos también se descompone. Entonces, una taza de moras tiene aproximadamente 1 gramo de proteína. Si las moras fueran cocinadas, solo tendría 1/2 gramo de proteína después de que el proceso de cocción haya finalizado.

- Al menos la mitad del contenido de vitaminas y minerales de los alimentos que cocina se destruyen o se pierden por el calor. Por ejemplo, la vitamina C es altamente inestable y rara vez sobrevive al proceso de cocción. Además, se pierden decenas de minerales en el agua de cocción al cocer al vapor, hervir y blanquear alimentos.

Cuando alguien toma la decisión de comer alimentos crudos, mantiene intactas las reservas de enzimas de su cuerpo y también evita que los alimentos pierdan nutrientes vitales, vitaminas y minerales. Mantener estos alimentos presentes es una parte importante de estar saludable.

¿CUÁLES SON LOS BENEFICIOS DE LA DIETA DE ALIMENTOS CRUDOS?

Hemos discutido que los alimentos crudos tienen muchos beneficios para la salud. Estos beneficios para la salud son los que llevan a las personas a la dieta en primer lugar. Pero ¿qué son exactamente? Esta sección los examinará con más detalle.

LA DIETA DE ALIMENTOS CRUDOS AUMENTA TU ENERGÍA

Una cosa por la que es conocida la dieta de alimentos crudos es ayudar a las personas a sentirse más enérgicas. Cuando el cuerpo recibe el balance correcto de nutrientes y enzimas, hace que nuestros sistemas corporales funcionen aún mejor. La recompensa es que todo funcionará de manera más eficiente, lo que mejorará nuestros niveles de energía.

La dieta moderna, especialmente una que está llena de alimentos procesados, agota nuestros niveles de energía debido al costo que tiene el sistema digestivo. La dieta de alimentos crudos ayuda a esto porque agrega las enzimas y otros nutrientes de nuevo en tu cuerpo.

Verás, nuestros cuerpos están destinados a funcionar de cierta manera cuando se alimentan de todos los nutrientes adecuados. Esto es lo que hace que la dieta de alimentos crudos sea tan poderosa. Suministra la dieta de alimentos crudos con bastante facilidad. Esto significa que el cuerpo tiene la oportunidad de trabajar a su nivel óptimo porque le está dando los nutrientes que necesita.

BAJARÁ EL RIESGO DE ENFERMARSE DEL CORAZÓN

Las enfermedades del corazón son un gran problema en nuestra sociedad moderna. La mala alimentación y la falta de ejercicio aumentan el problema e incluso causan el problema en la mayoría de las personas. Si nos tomáramos el tiempo de cuidar nuestro cuerpo haciendo ejercicio y comiendo bien, el riesgo de enfermedad cardíaca se reduciría considerablemente.

La dieta de alimentos crudos está naturalmente equipada para ayudar a las personas a reducir su riesgo de enfermedad. Esto se debe a que no solo es una dieta principalmente vegetariana, sino que también contiene un mayor contenido de nutrientes y enzimas de lo normal. Debido a esto, el riesgo de enfermedades del corazón baja dramáticamente.

AYUDA A MEJORAR TU APARIENCIA GENERAL

Su piel, cabello y uñas son las cosas sobre tu apariencia que la mayoría de las personas notan sobre ti, especialmente el cabello y la piel. Esto es porque es la parte de tu cuerpo que la gente ve más. Cuando estés saludable, tu apariencia se verá de esa manera.

La dieta de alimentos crudos lo ayuda a verse mejor, ya que contiene un buen balance de nutrientes para ayudar a que tu piel, cabello y uñas se vean frescos y saludables. La piel se ve especialmente afectada porque si el cuerpo está lleno de toxinas y subproductos no saludables se mostrará en la piel. Dado que una dieta de alimentos crudos es realmente desintoxicante y no dañina, la piel se aclarará. Además, el cabello se volverá más brillante y las uñas se volverán más fuertes.

Todos sabemos que la piel clara, los ojos brillantes y el cabello fuerte y sano son deseables. Para conseguirlos solemos recurrir a los cosméticos. Esto puede ser costoso. Estamos utilizando cosméticos para suministrar lo que la naturaleza está dispuesta a darnos con los nutrientes adecuados. Nuestros cuerpos están diseñados para tener este aspecto atractivo, pero no lo aprovechamos con la suficiente frecuencia. Cuando comemos mal nuestra apariencia sufre. Se llega al punto en que incluso los cosméticos no ayudan. Necesitamos hacer el cambio: y rápido. La mejor manera de hacerlo es a través de la dieta de alimentos crudos, no productos de belleza caros.

PERDERÁS PESO CON LA DIETA DE ALIMENTOS CRUDOS

La dieta de alimentos crudos es naturalmente baja en grasas y calorías. Esto significa que definitivamente perderás peso mientras sigues la dieta. De hecho, las personas se sienten tan alentadas por la pérdida de peso y la forma en que la dieta les hace sentir que ni siquiera querrán volver a su antigua forma de comer. Además, comer ciertos alimentos crudos, como el apio, en realidad quema más calorías para digerir que la comida en sí, lo que significa que ésta tiene calorías negativas.

TU DIGESTIÓN MEJORARÁ

Las personas que siguen la dieta de alimentos crudos también experimentarán una mejor digestión. Esto tiene mucho que ver con las enzimas, pero también se debe al contenido relativamente alto en fibra de la dieta. La dieta occidental moderna agota el sistema

215

digestivo y hace que trabaje demasiado. Dado que la dieta de alimentos crudos contiene enzimas propias, el sistema digestivo no necesita liberar muchas de sus propias enzimas. Esto conduce a una mayor eficiencia dentro del sistema digestivo. Si el sistema digestivo no funciona correctamente, realmente puede afectar tu salud.

EXPERIMENTARÁS UN ESTADO DE SALUD MEJORADO

En general, la dieta de alimentos crudos mejora tu estado de salud, en gran parte debido al alto contenido de nutrientes de la dieta, pero también a las enzimas. Una vez que el cuerpo tenga los nutrientes que necesita, todos los sistemas del cuerpo comenzarán a funcionar mucho mejor. El aumento de energía que se produce como resultado de esta creciente eficiencia ayuda a aumentar la salud general del cuerpo, especialmente durante un período de tiempo más prolongado, como varios meses o incluso varios años.

CAPÍTULO 2:
CAMBIANDO A UNA DIETA DE ALIMENTOS CRUDOS

A estas alturas, debes tener una comprensión sólida de lo que es la dieta de alimentos crudos y lo que puede hacer por ti. Es posible que ya hayas tomado la decisión de probar la dieta. A pesar de que es bastante obvio lo que debes hacer para hacer el cambio (comer más alimentos crudos), hay un arte para hacer el cambio con éxito.

Verás, puede ser fácil empezar. Todo lo que necesitas hacer es comer frutas y vegetales, así como granos germinados y "panes" crudos especiales que se hacen con estos granos. Sin embargo, si el cambio se realiza incorrectamente, puedes perder la motivación o experimentar malestar gástrico. Ambas cosas pueden ser desalentadoras.

Si estás indeciso sobre si deseas o no cambiar a una dieta de alimentos crudos, puedes abordarlo de varias maneras. Primero, puede pensarlo más investigando y hablando con personas que siguen la dieta de alimentos crudos. También puedes dar el paso y comenzar a seguir los pasos enumerados a continuación para ayudarte a hacer la transición.

Después de la transición, puedes seguir la dieta durante varias semanas o meses (depende de ti) y ver cómo se sientes. Si te sientes bien, sería fácil continuar. Si no notas una diferencia o consideras que la dieta es demasiado difícil de seguir, puedes reducir el porcentaje de alimentos crudos que consumes o abandonar la dieta por completo. Sin embargo, incluso si dejas de seguir la dieta de alimentos crudos, puedes incorporar elementos de ella en tu ritual diario.

Ten en cuenta que no necesitas hacer el cambio de una vez. Puedes adaptar estos pasos para que sean tan dramáticos o graduales como quieras. Cambiar a una dieta de alimentos crudos es un viaje personal. A medida que avanzas en el proceso, descubrirás la rutina adecuada para tus necesidades.

Estos son los pasos que te ayudarán a hacer la transición a una dieta de alimentos crudos. Si los sigues, todo el proceso será mucho más suave. Si no haces las cosas para ayudar a que sea más fácil, las cosas puedes frustrarte con bastante rapidez. Mucha gente puede terminar de darse por vencida antes de intentarlo realmente. Sin embargo, con un poco de planificación, la transición se realizará sin problemas y podrás ver qué tan buena puede ser la dieta para ti. La clave es que realmente necesitas planificar o de lo contrario te sentirás frustrado.

PASO UNO: ¿CUÁLES SON TUS MOTIVOS?

El primer paso para cambiar a una dieta de alimentos crudos es asegurarte de que comprendes tus motivos para cambiar a una dieta de alimentos crudos. En este punto, es una buena idea comenzar un diario y hablar sobre cómo te sientes y por qué quieres hacer el cambio. Tal vez tienes un problema de salud que esperas resolver. O quizás solo lo estás haciendo para estar lo más saludable posible.

Al anotar claramente tus motivos, te ayudará a mantenerte motivado. En cierto modo, estos motivos también se convertirán en tus metas. Si tu motivo es la pérdida de peso, por ejemplo, puedes convertir eso en una meta al decir cuántas libras quieres perder y cuánto tiempo quieres que tome. Esta etapa te ayudará a comenzar el viaje de una manera positiva.

Sin tener en cuenta cuáles son tus motivos, podrías darte por vencido antes de que realmente le des una oportunidad a la dieta. La idea es mantenerte en ella el tiempo suficiente para ver realmente los resultados. Si te das por vencido demasiado pronto, no tendrás la experiencia positiva que esperaba. Esto no debería ser frustrante, debería ser positivo. Comprender tus motivos te ayudará con eso.

PASO DOS: ¿TIENES LA MENTALIDAD CORRECTA?

Cambiar a una dieta de alimentos crudos es algo que requerirá que adoptes una nueva forma de pensar. Para poder hacer el cambio con éxito, necesitas tener la mentalidad correcta. Es esencial.

En la sección anterior pasaste un tiempo descubriendo cuáles son tus motivos para abrazar este nuevo estilo de vida. Tu próximo paso es construir sobre eso y desarrollar una actitud positiva. Si estás entusiasmado con los cambios y te sientes positivo sobre lo que puedes lograr, será más probable que tengas éxito en esta nueva dieta.

La mentalidad correcta también te ayudará si estás empezando a sentirte desanimado. Solo recuerda cuáles son tus metas y presta atención a cómo te sientes a lo largo del proceso y te ayudará a mantenerte en un estado de ánimo positivo.

PASO TRES: PREPÁRATE

Este paso es quizás el más importante. Cuando decidas qué quieres lograr con la dieta de alimentos crudos y tengas el estado de ánimo adecuado, debes prepararte. Para muchos, hacer el cambio significa que tienes que adoptar una nueva forma de pensar.
Esto implica cosas como

2. Recolectar recetas
3. Proponer un plan de alimentación sólida
4. Aprender los fundamentos de la dieta
5. Desarrollar una estrategia para la compra de alimentos
6. Determinar una estrategia para comer afuera

Es especialmente importante pasar por esta fase de planificación durante las primeras semanas de tu cambio. Si estás pasando a la dieta de alimentos crudos gradualmente, también puedes tomar nota de eso en tu planificación.

PASO CUATRO: PREPÁRATE PARA EL ÉXITO

Cuando determines qué tipo de recetas y menús vas a cocinar, es importante preparar tu cocina para que se ajuste a una dieta de alimentos crudos. Al igual que con cualquier plan de alimentación, esto será la clave determinante del éxito.

3. Si todos los miembros de tu familia están adoptando el estilo de vida de los alimentos crudos, elimina cualquier cosa que no forme parte de esta dieta.

4. Llena la despensa y el refrigerador con una amplia gama de ingredientes de alimentos crudos. Esto incluye ingredientes básicos como brotes y granos crudos y también cualquier alimento empaquetado que encuentres en la tienda de alimentos saludables.

5. También es una buena idea determinar si tienes el equipo de cocina adecuado para preparar comidas crudas. Esto hará tu vida más fácil y también hará que la preparación de las comidas sea mucho más divertida.

Repasaremos este paso con mayor detalle en el Capítulo 4 de este eBook. Tenga en cuenta que puedes hacer este paso tan simple o complejo como quieras. Tampoco es necesario comprar todo lo que necesitas de una vez.

220

PASO CINCO: MONITOREA EL PROGRESO

El último elemento crucial para hacer que el cambio a una dieta de alimentos crudos sea lo más exitoso posible es contar con un sistema que te ayude a controlar tu progreso. En el primer paso hablamos de preparar un diario. El diario puede estar en la forma que desees, pero si lo colocas en una carpeta de tres anillos, también puedes usar la carpeta para incluir tus recetas y menús.

Hay algunas cosas que debes seguir. Mante un registro de lo que comes a diario. También supervisarías cosas como el peso y la grasa corporal para asegurarte de que tu peso se mantenga en un nivel saludable. Al final de cada día, dedica algo de tiempo a hablar sobre cómo te sientes. Si tienes algún problema de salud, por ejemplo, habla acerca de cómo la dieta parece estar afectándote.

Esto te ayudará a mantenerte motivado a medida que avanzas en el proceso. Si tienes una forma tangible de medir tu progreso, ayudará a que sea un éxito aún mayor para ti.

PASO SEIS: ¡LO MÁS IMPORTANTE, ES QUE TE DIVIERTAS!

Cambiar a una dieta de alimentos crudos no debe ser solo esfuerzo y nada de disfrute. El proceso debe ser divertido y satisfactorio. La primera semana será la más desafiante porque aquí es donde se llevarán a cabo los cambios más dramáticos en tu dieta y estilo de vida. Una vez que termines la primera semana, será más fácil.

Por eso es importante que no te desanimes durante la primera semana. Cuando superas ese obstáculo, puedes relajarte un poco. Y una vez que te relajas, puedes aprender a divertirte. Después de todo, este es un momento emocionante. Te estás tomando el tiempo de tu apretada agenda para controlar tu salud.

Para mantener las cosas divertidas, ¿por qué no haces que sea un objetivo probar algunas recetas nuevas cada semana? Comer una dieta de alimentos crudos es más que comer palos de vegetales crudos y ensaladas todo el tiempo. En realidad, puedes lograr mucha variedad en tu dieta si te tomas el tiempo para probar cosas nuevas.

Además, los alimentos crudos se están volviendo cada vez más populares en la escena de restaurantes. Busca restaurantes en tu área que se centren en alimentos crudos o que ofrezcan una buena selección de comidas crudas. También puedes invitar a tus amigos y familiares a una comida saludable de alimentos crudos. Comparte con ellos tu nuevo estilo de vida y algunas recetas saludables y deliciosas. Esto hará que el proceso sea una experiencia positiva para ti y para todos los que lo rodean.

CAPÍTULO 3:
TODO SOBRE LA COMIDA CRUDA

Como hemos cubierto en capítulos anteriores, los alimentos crudos son simplemente alimentos que no se han cocinado. Esto, sin embargo, no significa que tengan que estar completamente fríos. La comida puede ser calentada, pero solo un poco. Para que algo se clasifique como crudo y sin cocer, no se puede calentar nada por encima de los 116 grados Fahrenheit.

Ese es uno de los conceptos erróneos de la dieta de alimentos crudos. Cuando la gente aquí habla de ello, asume que toda la comida debe ser fría y crujiente. Sin embargo, se puede calentar. Simplemente no se puede calentar durante tanto tiempo hasta cocinarse. De lo contrario no se considerará crudo. Si la temperatura es demasiado alta, las enzimas y las vitaminas serán destruidas. Esta es una buena noticia para las personas que buscan obtener un poco más de variedad en su dieta.

Así que ahora, debes comprender exactamente qué es realmente la comida cruda. Pero es hora de entrar en más detalles para que puedas comenzar con su nuevo estilo de vida. Este capítulo explicará qué tipos de alimentos son aceptables en la dieta de alimentos crudos y también cómo hacer una buena elección de alimentos que conduzca a una dieta equilibrada.

¿QUÉ COMPONE UNA DIETA SANA DE ALIMENTOS CRUDOS?

Entonces, ¿cuáles son las cosas que las personas que siguen una dieta de alimentos crudos pueden comer ? Como se mencionó anteriormente, los requisitos son que los alimentos deben estar sin procesar y en su estado original, sin procesar. Es opcional, pero los alimentos se pueden calentar ligeramente, asegurándote de que no alcancen los 110- 116 grados, de lo contrario, comenzarán a destruir las enzimas, vitaminas y minerales.

Estas son solo algunas de las cosas que puedes disfruta en una dieta de alimentos crudos:

- Jugo exprimido fresco
- Frutas frescas y secas.
- Vegetales
- Vegetales marinos como el nori y el kelp.
- Nueces y semillas
- Granos, siempre y cuando no estén procesados.
- Legumbres y frijoles

Para hacer que ciertos alimentos como los granos y las legumbres sean aún más nutritivos y una mejor adición a la dieta de alimentos crudos, pueden germinarse empapándolos con agua. Por ejemplo, la mayoría de las legumbres se deben remojar al menos durante la noche, especialmente cuando están en su estado seco porque las hace más fáciles de digerir. Esto se debe a que empaparlos activa las enzimas que ayudan a ayudar al sistema digestivo mientras comes.

Es importante tener en cuenta, sin embargo, que crudo no siempre significa "saludable". Hay ciertos alimentos que no deben consumirse en estado crudo porque contienen elementos que algunos pueden considerar tóxicos. Antes de tomar la decisión de seguir completamente una dieta cruda, se debe tener cuidado de no enfermarse. Algunos alimentos a tener en cuenta y posiblemente ignorar por completo en su estado crudo incluyen:

- Trigo sarraceno
- Chirivías
- Huevos crudos
- Carne cruda, pollo y pescado.
- Frijoles
- Papas (solo si la carne debajo de la piel es verde)
- Brotes de alfalfa
- Yuca y harina de yuca
- Huesos de albaricoque

Puede haber otros, por lo que es una buena idea investigar primero los alimentos que está considerando comer.

Además, los alimentos crudos también pueden tener un alto contenido de bacterias y otras cosas que pueden causar intoxicación alimentaria. Ya que el calor destruye la mayoría de estos, algunos alimentos no deben consumirse crudos en absoluto, de lo contrario, lo enfermarán. Los alimentos como la carne, las aves, los huevos e incluso la leche te ponen en riesgo de intoxicación y otras enfermedades que provienen de los alimentos.

Sin embargo, no permitas que esta información te desanime a seguir una dieta de alimentos crudos. Solo mantente alejado de los alimentos mencionados anteriormente que pueden ser peligrosos cuando están crudos.

HACIENDO BUENAS OPCIONES DE ALIMENTOS

Al seguir una dieta de alimentos crudos, es importante que te tomes el tiempo para comer una dieta balanceada, que contenga todos los nutrientes adecuados para ayudar a mejorar su salud. Por supuesto, al comer alimentos saludables y ricos en nutrientes, es más fácil lograrlo que con la mayoría de las dietas.

Sin embargo, dado que una dieta de alimentos crudos es principalmente vegetariana, muchas de las deficiencias que enfrentan los vegetarianos también pueden ser un problema para los que comen crudo. Hay una forma de evitar esto, por supuesto, pero se necesita una planificación cuidadosa. Aquí hay algunas cosas a tener en cuenta.

OBTENER SUFICIENTE PROTEÍNA

Aunque los productos animales se consideran fuentes superiores de proteínas, hay muchas fuentes de proteínas excelentes en el reino vegetal. El objetivo es asegurarte de que consumas suficiente. Incluso las frutas y los vegetales tienen proteínas, por lo que se acumulan. Pero para asegurarse de que obtiene lo suficiente, es posible que desees asegurarte de tomar algunas porciones al día de algunos de estos alimentos ricos en proteínas:

- Nueces crudas y semillas (no asadas)
- Granos, especialmente ricos en proteínas como la quinua.
- Legumbres como las lentejas. Asegúrate de combinar estos con un grano para hacer una proteína completa.

A medida que sigas la dieta de alimentos crudos, asegúrate de que obtengas suficientes proteínas, cada vez será más fácil. Al principio, sin embargo, es posible que debas hacer un seguimiento de tus porciones de proteínas.

CUIDADO CON LA DEFICIENCIA DE HIERRO

Aunque el hierro que se encuentra en los alimentos de origen animal (llamado hierro hemo) es el más absorbible, el hierro no hemo o el hierro que está presente en las fuentes vegetales, también se absorbe bien, especialmente cuando se combina con alimentos con alto contenido de vitamina C.

Sin embargo, el hierro es un poco más escaso en las fuentes vegetales, por lo que debes asegurarse de que está consumiendo suficiente. La deficiencia de hierro puede causar fatiga y otros problemas. Entonces, si estás notando que tu nivel de energía no está mejorando, verifica que estés consumiendo alimentos crudos con alto contenido de hierro. Aquí hay una lista:

* Judías verdes (una de las mejores fuentes vegetales de hierro)
* Espinacas y otras hortalizas crudas, frondosas
* Germen de trigo crudo (asegúrate de que no esté tostado)
* Melaza de Blackstrap (puede tomar esto en forma de suplemento)
* Habas de lima
* Frutos secos, especialmente ciruelas pasas y pasas.

Asegúrate de incluir estos alimentos ricos en hierro en tu dieta al menos varias veces a la semana. Esto evitará la fatiga y otros problemas asociados con el bajo contenido de hierro.

TOMA SUFICIENTE CALCIO

Sí, es cierto que la leche es una de las mejores formas de calcio. La buena noticia es que la leche cumple con los requisitos de ser un alimento crudo, siempre que no esté pasteurizada u homogenizada. Básicamente, eso significa que la leche debe ser directamente de la vaca y en su estado más fresco.

Sin embargo, si eres vegano además de ser alguien que come crudo, la leche no es un ingrediente aceptable. En ese caso, tendrás que recurrir al reino vegetal para tu calcio. Estos alimentos incluyen verduras de hojas verdes oscuras como la espinaca y la col rizada y nueces como las avellanas y las almendras. Asegúrate de que las nueces estén etiquetadas como "crudas" cuando las compre y que no estén asadas.

CONSEJOS PARA TENER UNA DIETA EQUILIBRADA

Como la dieta de alimentos crudos ya es rica en vitaminas, minerales y otros nutrientes, todo lo que necesitas hacer es asegurarte de que estás obteniendo todas estas cosas en el equilibrio correcto. Ayuda si sigues los consejos de los profesionales de la nutrición. Al comenzar tu travesía, es posible que desees consultar a un nutricionista especializado en alimentos crudos.

Si eres un vegano de alimentos crudos, puedes seguir las pautas que siguen los veganos. Solo entiende que es posible que necesites adaptar algunas cosas para adecuarte al estilo de vida de los alimentos crudos. Aquí hay algunas pautas básicas a seguir para comenzar.

- Come una amplia variedad de frutas y vegetales frescas, preferiblemente orgánicas. Es posible que incluso desees experimentar cosechándolas tú mismo.

- Asegúrate de incorporar muchos alimentos ricos en proteínas en tu dieta.

- Come una amplia variedad de granos aceptables.

- Bebe abundante agua. El agua filtrada es mejor a menos que confíes completamente en tu fuente de agua.

- Asegúrate de que estés obteniendo suficiente hierro y calcio.

Esa es una de las razones por las que es importante llevar un diario de los alimentos y planificar tus menús. Te ayudará a asegurarte de que estás obteniendo los nutrientes adecuados en las proporciones correctas. Si planificas tus comidas con anticipación, aumentarás la probabilidad de que la comida sea lo más saludable posible.

CAPÍTULO 4: PREPARANDO UNA COCINA DE ALIMENTOS CRUDOS

Preparar tu cocina es lo más importante que determinará si tu experiencia con la dieta de alimentos crudos será positiva. Tener los ingredientes correctos a mano y comprar el equipo de cocina adecuado para preparar las comidas es absolutamente esencial.

Esto incluye deshacerte de cualquier cosa que no te ayude a preparar comidas exitosas de alimentos crudos. Si tienes una familia, es de esperar que todos cambien a una dieta de alimentos crudos. De esa manera, no tendrás que tener ingredientes a mano que no respalden este estilo de vida.

LLENAR LA DESPENSA Y EL REFRIGERADOR

Lo primero que debes hacer es llenar la despensa y el refrigerador con ingredientes de alimentos crudos. Es posible que desees esperar hasta que armes tu menú antes de comenzar a hacer esto. De lo contrario puedes comprar ingredientes que no necesitas. Sin embargo, es posible que solo desees tener ciertas cosas a mano en caso de que quiera preparar una comida rápida e improvisada.

Independientemente del enfoque que decidas adoptar, estas pautas te ayudarán a medida que avanzas en el proceso de cambiar tu cocina.

LLENANDO EL REFRIGERADOR

El primer paso es asegurarte de que el refrigerador esté bien surtido con los ingredientes más frescos y saludables. Es posible que desees tener muchas frutas y vegetales frescos a mano. Las frutas frescas se pueden preparar de varias maneras, incluso comiéndolas enteras, haciéndolas puré, incluyéndolas en batidos y exprimiéndolas. Los vegetales frescos se pueden convertir en jugos, ensaladas y también se comen enteros.

Otros artículos del refrigerador incluyen cosas como los pescados de grado sushi, como el atún, que se pueden comer crudos, brotes de soja, alimentos preparados como kimchi, ostras crudas, carnes crudas que se etiquetan como seguras cuando no están cocinadas y leche fresca que sale directamente la vaca. Sin embargo, se omitirá la carne, los productos lácteos y el pescado si usted es vegano u otra forma de vegetariano que no incluya ninguno de estos grupos de alimentos. Es posible que desees evitar comprar estos artículos hasta que hayas preparado tu menú.

LLENANDO LA DESPENSA

Lo que incluyas en tu despensa dependerá de lo que te guste comer y del tipo de recetas que prepararás. Sin embargo, aquí hay una lista inicial de algunas cosas que tal vez quiera incluir en su despensa de alimentos crudos .

- Varios frutos secos
- Champiñones secos
- Frutos secos y semillas, como semillas de girasol, semillas de sésamo y almendras (crudas)
- tomates secados al sol
- Hierbas y especias siempre que no estén tostadas ni asadas.
- Vinagre de sidra de manzana crudo

- Aceite de oliva orgánico, aceite de coco, aceite de linaza y/o aceite de hemp
- Varios granos como el trigo sarraceno, el mijo, el arroz salvaje, el kamut o la quinua
- Legumbres como frijoles negros, lentejas, frijoles mungo y garbanzos
- Varios alimentos envasados que son aceptables para la dieta de alimentos crudos.

A medida que más y más personas están adoptando la dieta de alimentos crudos, las tiendas están comenzando a llevar alimentos envasados que cumplen con los estándares de la dieta de alimentos crudos.

TENIENDO EL EQUIPO DE COCINA ADECUADO

Dado que la mayoría de las técnicas de cocción en el mercado están dedicadas a cocinar alimentos, esto hace que los alimentos crudos sean mucho más fáciles de preparar. Esta sección te dará una descripción general de las diversas técnicas de cocina que son aceptables para la dieta de alimentos crudos y el equipo necesario para llevarlo a cabo.

Si deseas más ayuda en este asunto, es una buena idea tomar una clase dedicada a enseñarte cómo preparar deliciosos alimentos crudos. Un curso básico te enseñará las técnicas y cómo operar el equipo que se usa para hacer los alimentos crudos.

DESCRIPCIÓN DE LAS TÉCNICAS DE COCINA

La lista de técnicas de cocina aceptables no es larga, pero incluso esta breve lista de técnicas puede agregar variedad a los alimentos que comes. Recuerda, comer una dieta de alimentos crudos es mucho más interesante de lo que puede parecer al principio porque se trata de algo más que comer frutas y vegetales crudos y un sinfín de ensaladas.

Las técnicas incluyen hacer brotes de diversas semillas, granos y frijoles, así como mezclar ingredientes, secar y deshidratar varios alimentos y crear jugos frescos a partir de frutas y verduras. También puede remojar cosas como hongos secos, frutas secas y nueces, legumbres y granos. Remojar nueces, legumbres y granos activa algunas de las enzimas beneficiosas y es mejor para la digestión. Aquí hay una breve descripción de las técnicas.

EL EQUIPO NECESARIO

Para llevar a cabo con éxito estas técnicas de cocción, la cocina debe estar equipada con el equipo adecuado. Ten en cuenta que el equipo que elijas se basará en tu estilo de cocina y en las técnicas de alimentos que finalmente decidas usar. Aquí hay algunas ideas:

- Si eliges deshidratar los alimentos, necesitará un deshidratador. Sin embargo, algunos calientan los alimentos a más de 116 grados. Así que asegúrate de encontrar uno que no caliente la comida tanto para secarla.

- Un extractor de alta calidad es un activo real. Los jugos pueden aportar mucha variedad y placer a la dieta. Elige una máquina versátil y potente que no deje muchos desperdicios.

- Un surtido de frascos, como los grandes frascos de albañil, también es un activo. Puede almacenar jugos, brotes y otros alimentos caseros en ellos.

- Una licuadora y un procesador de alimentos también son una buena idea. Puedes usar ambos para una variedad de técnicas de cocina que incluyen picar, hacer puré y hacer batidos. Una

233

licuadora de inmersión es una buena alternativa a la licuadora vertical estándar.

- Herramientas de cocina estándar como cuchillos, tazones y cucharas también son una necesidad. Si tienes la costumbre de remojar frijoles, legumbres y granos, también querrás encontrar recipientes grandes con tapas para cubrirlos mientras los remoja durante la noche.

Piensa en qué tipo de chef eres. Si cree que no va a deshidratar nada, no compres un deshidratador caro. Comienza con uno o dos elementos clave, como una licuadora y una serie de frascos y recipientes. A medida que agregas más técnicas de cocción en su repertorio, podrás ampliar.

CAPÍTULO 5:
COCCIÓN DE ALIMENTOS CRUDOS

En el capítulo anterior, hablamos sobre las diversas técnicas de cocción que podrían utilizarse para la dieta de alimentos crudos, así como el equipo necesario. También hablamos sobre cómo abastecer la despensa y el refrigerador con ingredientes maravillosos y saludables para tener a mano que nos permitirán crear una variedad de platos.

El elemento que falta es aprender a planificar realmente un menú saludable y armar una comida completa y equilibrada. Cuando sigas la dieta de alimentos crudos por un tiempo, esto prácticamente se convertirá en algo natural. Estos son algunos consejos que te ayudarán a realizar ambas actividades con facilidad.

LEER LIBROS DE COCINA DE ALIMENTOS CRUDOS

Hay una gran cantidad de excelentes libros de cocina y recursos en línea que tienen muchas recetas. Estos libros también incluyen consejos para preparar una buena comida. Recoge recetas que te parezcan interesantes y observa cómo el autor prepara las comidas.

Comienza cocinando algunas de estas recetas y armando las comidas tal como aparecen en el libro. También puedes seguir las recetas que se incluyen al final de este eBook para comenzar. Después de seguir algunas recetas y preparar algunas de las comidas sugeridas, debes tener una idea de cómo hacerlo por tu cuenta.

MANTENER UN DIARIO DE RECETAS Y COMIDAS

En un capítulo anterior hablamos de comenzar un diario. El mejor formato para esto es una carpeta de tres anillos donde puedes dividirlo en secciones. Ahora, puede agregar dos secciones más a eso: una para recetas y la otra para comidas. A medida que prepares recetas que le gusten, escríbelas en esta sección. Puedes hacer lo mismo con las comidas en las que has decidido tener éxito. También puedes mantener este diario no en un cuaderno, sino en una carpeta en su computadora con diferentes archivos.

CONSULTAR CON UN NUTRICIONISTA

Otra gran idea es consultar con un nutricionista que esté familiarizado con la dieta de alimentos crudos para ayudarte a preparar comidas excelentes. Lleva tu diario o cuaderno durante las sesiones y toma muchas notas. También puedes mostrar las comidas y recetas nutricionistas que has estado preparando para asegurarte de que estás en el camino correcto.

Una cosa que puede ayudarte a hacer es analizar los alimentos para asegurarte de que estás obteniendo la combinación perfecta de nutrientes que te ayudarán a mejorar su salud. Esta también es una excelente opción para ti si tienes problemas de salud que necesitas controlar, como presión arterial alta, cáncer, anemia o diabetes.

NO TE PREOCUPES, TODO SERÁ MÁS FÁCIL

Como se mencionó anteriormente, la primera semana será probablemente la más confusa. Probablemente pasarás mucho tiempo planificando tus comidas y recetas cuando comiences por primera vez. No te preocupes, se vuelve más fácil. Después de la primera semana, incluso puedes reutilizar los mismos menús y recetas hasta que caigas en una rutina. También puedes hacer los cambios gradualmente para no sentirte abrumado. Por ejemplo, puedes establecer el objetivo de tener una comida completamente cruda todos los días durante la primera semana aproximadamente y agregar gradualmente más comidas y bocadillos crudos en las próximas semanas.

CAPÍTULO 6: RECETAS

A estas alturas, apuesto a que estás ansioso por comenzar a preparar algunas comidas. Para muchos, esta es una forma totalmente nueva de preparar alimentos. Al principio, puede que tardes para acostumbrarte a las técnicas, pero no te preocupes, será más fácil. Y como puedes ver, la dieta incluye una gran variedad de sabores y tipos de recetas que puedes comer.

DESAYUNO

Pudín de Semilla de Chía

Ingredientes

- Leche de Almendras (8 onzas)
- Fresas (12)
- Semillas de Chía (4 cucharadas)
- Extracto de Vainilla (2 cucharadas)
- Bayas de Goji (1/2 taza)

Método

- Coloca las fresas, el extracto de vainilla y las fresas en una licuadora. Licúa hasta que esté cremoso.
- Retira de la licuadora y agrega las semillas de chía. Comienza a revolver. Haz esto por dos minutos
- Cubre el pudín y dejalo por 30 minutos.
- Deja que espese y sigue revolviendo.
- Utilice las bayas de goji como cubierta.
- Sirve.

Pudín de Semillas de Chia y Fresa

Ingredientes

- Semillas de chía (4 cucharadas)
- Extracto de vainilla pura (2 cucharadas)
- Fresas (12)
- Leche de almendras (8 oz.)
- Bayas de Goji (1 taza)

Método

- Prepara la licuadora y vierte la leche de almendras, las fresas y la vainilla.
Mezcla durante dos minutos.
- Retire la mezcla de la licuadora. Añade las semillas de chía y remover durante dos minutos.
- Cubre el pudín y dejar reposar durante unos 20 minutos.
- ¡Disfruta!

Smoothie de Manzana Verde

Ingredientes

• Dátiles Medjool (3)
• Manzana Granny Smith (1)
• Agua de Coco (1 taza)
• Mantequilla de Almendra Cruda (1 cucharada.)
• Cilantro (1 taza)
• Verdes Mezclados (1 taza)
• Hojas Grandes de Acelga (3)

Método

• Retira el corazón de la manzana. Ponla en la licuadora junto con el resto
los ingredientes
• Mezcla durante cinco minutos hasta que quede suave.
•¡Disfruta!

Avena de Pasas

Ingredientes

• Manzana (1)
• Pasas (1 cucharada.)
• Agua (1 taza)
• Avena Enrollada (1 Taza)

Método

• Prepara la licuadora. Vierte el agua, la avena y las pasas. Mezcla todo por dos
minutos.
• Agrega la manzana y continúa mezclando.
• Asegúrate de que la mezcla sea lo más suave posible.
•¡Disfruta!

Crema de Anacardo y Mandarina con Sirop de Arce

Ingredientes

- Jugo de mandarina (1/2 taza)
- Sirop de arce (1 cucharadita)
- Anacardos crudos (1/2 taza)

Método

• Comienza escurriendo los anacardos. Colócalos en la licuadora. Añade el sirop de arce y el zumo de mandarina.
• Mezcla durante al menos dos minutos (en el nivel alto). Asegúrate de que la textura sea lo más cremosa posible.
•¡Disfruta!

Smoothie de Naranja

Ingredientes

- Dátiles Medjool (3)
- Naranja (1)
- Agua de Coco (1 taza)
- Mantequilla de almendra cruda (1 cucharada.)
- Cilantro (1 taza)
- Verdes Mezcladas (1 taza)
- Hojas grandes de Acelga (3)

Método

• Pela la naranja y échala en la licuadora junto con los ingredientes restantes.
• Mezcla durante cinco minutos hasta que quede suave.
•¡Disfruta!

Yogur de Frambuesa

Ingredientes

- Frambuesas enteras (1 taza)
- Anacardos (1 taza)
- Sal (Una pizca)
- Bananas Maduros (2)
- Jugo de limón (1 cucharada.)
- Nueces (1 taza)
- Agave (1)
- Agua (1/2 taza)

Método

- Prepara la licuadora y agrega los bananas. Puré en mezcla suave.
- Agrega los anacardos, el agua y el jugo de limón. Se mezclan.
- Deja reposar en la nevera durante al menos 3 horas. Asegúrate de que esté frío antes de retirar.
- Toma la mezcla fría y colócala en la licuadora. Añade frambuesas y licúa.
durante dos minutos
- Agrega las nueces encima y sirve.
- ¡Disfruta!

Frapé Crudo

Ingredientes

- Leche de Hemp (1 taza)
- Mantequilla de Almendras (1 Taza)
- Extracto de vainilla (1 cucharadita)
- Semillas de cacao crudo (1 cucharada)
- Miel cruda (1 cucharada.)
- Hielo (10 cubos)
- Polvo de algarroba (1 cucharada.)

Método

- Prepara la licuadora y agrega todos los ingredientes.
- Mezcla durante al menos cinco minutos. Asegúrate de que la consistencia sea la requerida. Sigue corriendo la licuadora hasta que estés satisfecho.
- ¡Disfruta!

Avena De Nueces

Ingredientes

• Manzana (1)
• Nueces (1 cucharada.)
• Agua (1 taza)
• Avena Enrollada (1 Taza)

Método

• Prepara la licuadora. Mezcla agua, avena y nueces. Mezcla todo durante dos minutos.
• Agrega la manzana y continúa mezclando.
• Asegúrate de que la mezcla sea lo más suave posible.
•¡Disfruta!

Bowl de Smoothie de Vainilla

Ingredientes

Para el batido

- Leche de Almendras (2 Tazas)
- Extracto de vainilla (1 cucharadita)
- Miel (1 cucharada.)
- Banana Congelada (1)

Para el Topping

- Chocolate Oscuro (1 Cuadrado)
- Semillas de cacao (2 cv.)
- Anacardos (1/2 taza)
- Arándanos frescos (2 puñados)

Método

- Prepara la licuadora. Añade todos los ingredientes para el smoothie. Se mezclan
hasta que esté cremoso.
- Retira de la licuadora y agrega al tazón para servir.
- Espolvorea las coberturas uniformemente en la parte superior.
- ¡Disfruta!

Smoothie de Mango

Ingredientes

- Dátiles Medjool (3)
- Mango (1)
- Agua de Coco (1 taza)
- Mantequilla de Almendra Cruda (1 cucharada.)
- Cilantro (1 taza)
- Verdes Mezclados (1 taza)
- Hojas Grandes de Acelga (3)

Método

- Retire el corazón del mango. Ponlo en la licuadora junto con el resto
los ingredientes
- Mezcla durante cinco minutos hasta que quede suave.
- ¡Disfruta!

Crema de Vainilla y Cereza

Ingredientes

Para la crema

• Granos de vainilla enteros (1/8 cucharaditas)
• Cerezas picadas (1/3 taza)
• Bananas Pelados (4)

Para las coberturas

• Cerezas picadas (1/3 tazas)

Método

• Prepara la licuadora. Añade en todos los ingredientes para la crema. Mezcla hasta que esté suave.
• Retira de la licuadora y coloca en un tazón para servir.
• Pon las cerezas encima.
•¡Disfruta!

Yogur de Banana

Ingredientes

- Zarzamoras Enteras (1 Taza)
- Anacardos (1 taza)
- Sal (una pizca)
- Bananas Maduras (2)
- Jugo de limón (1 cucharada.)
- Nueces (1 taza)
- Agave (1)
- Nueces (1 taza)
- Agua (1/2 taza)

Método

- Prepara la licuadora y agrega las bananas. Licúa hasta que esté suave.
- Agrega los anacardos, el agua y el jugo de limón. Licúa
- Deja reposar en la nevera durante al menos 3 horas. Asegúrate de que esté frío antes de retirar
- Toma la mezcla fría y colócala en la licuadora. Añade moras y licúa.
durante dos minutos
- Agrega las nueces encima y sirve.
- ¡Disfruta!

Batido de Banoffee Crudo

Ingredientes

Para la mezcla de nueces de Brasil

• Sal (Una pizca)
• Edulcorante (1 cucharadita)
• Mantequilla cruda de nuez de Brasil (1/4 taza)
• Extracto de vainilla pura (1 cucharadita)
• Agua (4 Tazas)

Para el Batido

• Bananas Grandes (6)
• Dátiles picados (1/3 taza)
• Mantequilla cruda de nuez de Brasil (3 cucharadas).
• Extracto de café (1 cucharada.)
• Extracto de vainilla pura (1 cucharadita)
• Extracto de arce (1 cucharada.)

Para el caramelo
• Dátiles Medjool (10)
• Extracto de vainilla pura (1 cucharadita)
• Sal (1/8 cucharadita)
• Mantequilla de nuez cruda de Brasil (1 cucharada)

Método

• Empieza trabajando en la mezcla de nueces de Brasil. Combina todos los ingredientes y agrega en la licuadora (a alta velocidad). Mezcla hasta que esté suave. Usa agua para alcanzar la consistencia deseada .

• Refrigera la mezcla en un recipiente tapado durante 30 minutos.

• Ahora, es momento de pasar al caramelo. Añade todos los ingredientes en una

licuadora (pon en alta velocidad). Usa agua para alcanzar la consistencia deseada.

• Ahora para el batido, combina todos los ingredientes y agrega en la licuadora.

Mezcla hasta que esté suave.

• Agarra los vasos para servir. Vierta el batido en la 1ª mitad de cada vaso. Ahora agrega el caramelo encima como la siguiente capa. Después de esto, es hora de agregar la mezcla de nueces de Brasil como la capa final.

• Revuelve todos estos ingredientes durante dos minutos.

•¡Disfruta!

Avena de Anacardos

Ingredientes

• Manzana (1)
• Anacardos (1 cucharada.)
• Agua (1 taza)
• Avena Enrollada (1 Taza)

Método

• Prepara la licuadora. Mezcla agua, avena y nueces. Mézclalos durante dos minutos.
• Agrega la manzana y sigue mezclando.
• Asegúrate de que la mezcla sea lo más suave posible.
•¡Disfruta!

Yogurt Tahini Crudo

Ingredientes

- Jarabe de coco (1 cucharada.)
- Agua (1 taza)
- Maca en polvo (1 cucharadita)
- Tahini orgánico crudo (2 cucharadas.)

Método

- Agarra un tazón de tamaño mediano. Añade el agua, polvo de maca y tahini. Revuelve y comenzar a añade agua lentamente.
- La mezcla debe terminar siendo cremosa y espesa.
- Ahora, agrega el jarabe de coco para darle sabor.
- ¡Disfruta!

Batido De Nectarina

Ingredientes

- Dátiles Medjool (3)
- Nectarina (1)
- Agua de coco (1 taza)
- Mantequilla de almendra cruda (1 cucharada.)
- Cilantro (1 taza)
- Verdes mezclados (1 taza)
- Hojas grandes de acelga (3)

Método

- Retira el corazón de la nectarina. Ponla en la licuadora junto con los ingredientes restantes
- Mezclar durante cinco minutos hasta que quede suave.
- ¡Disfruta!

Tarta Cruda de Manzana

Ingredientes

- Canela (1/2 cucharadita)
- Bayas de Goji (1 cucharada.)
- Naranja Picada (1)
- Dátiles (1 taza)
- Manzanas Rebanadas (3)
- Pasas (1 cucharada.)
- Aguacate (1/2)
- Jugo de limón (1 cucharadita)
- Nuez moscada recién rallada (1/4 cucharaditas)

Método

- Comienza agregando manzanas rebanadas en un tazón separado. Pon esto aparte.
- Prepara la licuadora y agrega dátiles, aguacate, naranja y jugo de limón. Mezcla
hasta que esté suave. Añade agua para espesor adicional si lo deseas.
- Revuelve la mezcla en el tazón de manzanas.
- Ahora agrega los ingredientes restantes. Continúa revolviendo durante dos minutos.
- ¡Disfruta!

Crumble de Mango

Ingredientes

- Extracto de vainilla (1/2 cucharadita)
- Sal (Una pizca)
- Cáscara de Lima (1)
- Dátiles (1/2 taza)
- Mangos en Cubitos (4)
- Jugo de lima (1 cucharada.)
- Harina de Avena (1/3 taza)
- Nueces crudas (1/2 taza)
- Extracto de vainilla (1/2 cucharadita)
- Hojuelas de coco seco (1/4 taza)
- Agua (1 Cucharada.)

Método

- Instala el procesador de alimentos. Agrega anacardos, nueces, hojuelas de coco,
dátiles, vainilla, sal y harina de avena para migajas. Mezcla hasta obtener una mezcla ligeramente pegajosa .
- Toma un tazón grande y agrega jugo de lima y ralladura y mangos en cubos. Mezcla.
- Agrega la mezcla de nueces / dátiles del procesador de alimentos en un tazón grande.
- Pon en la nevera durante 20 minutos.
- ¡Disfruta!

Café de Almendras Crudas

Ingredientes

• Leche de almendra orgánica (1 taza)
• Café orgánico (16 oz.)
• Sal (Una pizca)
• Sun Potion Chaga (1 cucharada.)
• Miel (1 cucharada.)
• Mantequilla de almendras (1 cucharada.)

Método

• Prepara la licuadora. Agrega todos los ingredientes y mezcla hasta que esté suave en alta velocidad.
• Retira de la licuadora y vierte en una taza.
•¡Disfruta!

Avena de Maní

Ingredientes

• Manzana (1)
• Maní (1 cucharada.)
• Agua (1 taza)
• Avena Enrollada (1 Taza)

Método

• Prepara la licuadora. Mezcla agua, avena y maní. Mézclalos juntos durante dos minutos.
• Agrega la manzana y sigue mezclando.
• Asegúrate de que la mezcla sea lo más suave posible.
•¡Disfruta!

Granola de Frambuesa

Ingredientes

• Agua (1/4 taza)
• Frambuesas secas (1 taza)
• Néctar de coco crudo (1/3 taza)
• Almendras (2 Tazas)
• Hojuelas de coco seco (1 taza)
• Alforfón crudo (2 tazas)
• Almendras (2 Tazas)
• Extracto de almendra (1/2 cucharadita)
• Sal (Una pizca)
• Matcha en polvo (2 cucharadas.)
• Mantequilla de coco cruda (1/4 taza)
• Jarabe de arce (1/3 taza)

Método

• Empapa el alforfón durante 35 minutos. Asegúrate de agregarr y drenar adecuadamente.
• Ponlo aparte a la luz del sol durante dos días (si aún no se agregar).
• Saca un tazón grande y agrega el alforfón. También agrega almendras y coco.
• Prepara el procesador de alimentos. Combina la mantequilla de coco, el néctar de coco, la vainilla, la sal, matcha , agua y extracto de almendra. Mezcla hasta que esté suave.
• Vierte la mezcla sobre la granola en un tazón grande. Revuelve por cinco minutos hasta que todo esté bien mezclado
• Colocar en 2 deshidratadores forrados. Dejar secar durante 12 horas más o menos. Asegúrate de que esté crujiente antes de servir.
•¡Disfruta!

Smoothie de Zanahoria

Ingredientes

- Dátiles Medjool (3)
- Zanahoria grande (1)
- Agua de coco (1 taza)
- Mantequilla de almendra cruda (1 cucharada.)
- Cilantro (1 taza)
- Verdes mezclados (1 taza)
- Hojas grandes de acelga (3)

Método

- Rebana la zanahoria y ponla dentro de la licuadora junto con los ingredientes restantes.
- Mezcla durante cinco minutos hasta que quede suave.
- ¡Disfruta!

Yogur de Cereza

Ingredientes

• Cerezas Enteras (1 Taza)
• Anacardos (1 taza)
• Sal (Una pizca)
• Bananas Maduras (2)
• Jugo de limón (1 cucharada.)
• Nueces (1 taza)
• Agave (1)
• Nueces (1 taza)
• Agua (1/2 taza)

Método

• Prepara la licuadora y agrega los bananas. Tritura hasta que sea una mezcla suave.
• Agrega los anacardos, el agua y el jugo de limón. Se mezclan.
• Deja reposar en la nevera durante al menos 3 horas. Asegúrate de que esté frío antes de retirar
• Toma la mezcla fría y ponla en la licuadora. Añade las cerezas y mezcla por
dos minutos.
• Agrega las nueces encima y sirve.
•¡Disfruta!

Sorbete de Mango y Bayas

Ingredientes

- Agua (1 taza)
- Nueces (1/4 taza)
- Bayas congeladas (3/4 taza)
- Mango Congelado (1 Taza)
- Piña (3/4 taza)
- Bananas Congeladas (2)

Método

• Prepara la licuadora. Añade agua y nueces. Mezcla hasta que esté suave.
• Ahora, agrega los ingredientes restantes. Mezcla hasta que quede suave y deja que espese durante dos minutos
•¡Disfruta!

Avena de Almendras

Ingredientes

• Manzana (1)
• Almendras (1 cucharada.)
• Agua (1 taza)
• Avena Enrollada (1 Taza)

Método

• Prepara la licuadora. Mezcla agua, avena y nueces. Mézclalos juntos durante dos minutos.
• Agrega la manzana y sigue mezclando.
• Asegúrate de que la mezcla sea lo más suave posible.
•¡Disfruta!

Barras de Arándanos

Ingredientes

• Sal (Una pizca)
• Avena Laminada (2 Tazas)
• Mantequilla de maní cruda (1/4 taza)
• Dátiles Medjool (3/4 taza)
• Puré de banana (1/2 taza)
• Semilla de linaza molida (3 cucharadas.)
• Arándanos Secos (1 Taza)
• Semillas de chía (3 cucharadas)
• Semillas de hemp (3 cucharadas.)

Método

• Prepara el procesador de alimentos. Combina la mantequilla de almendras, sal, dátiles y banana. Mezcla hasta que esté suave.
• Comienza a añade la avena y las semillas. Continúa mezclando durante dos minutos.
• Retira del procesador y coloca en un tazón grande. Sigue revolviendo y agregando las bayas.
• Coge una bandeja deshidratadora forrada y extiende la mezcla.
• Deja que se deshidrate durante al menos cuatro horas. Asegúrate de cortar en barras.
• Después de cortar, secar durante cinco horas adicionales.
•¡Disfruta!

Cereal de Cereza

Ingredientes

- Cerezas en rodajas (1 taza)
- Extracto de vainilla (1 cucharadita)
- Leche de Almendras (2 Tazas)
- Rodajas de bananas congeladas (4)
- Edulcorante (1 cucharadita)

Método

- Prepara la licuadora. Agrega la leche de almendras, vainilla, bananas congeladas y edulcorante. Mezcla hasta que esté suave.
- Comienza a verter en el bol.
- Añade las rodajas de fruta.
- ¡Disfruta!

Yogur de Albaricoque

Ingredientes

- Albaricoque entero (1 taza)
- Anacardos (1 taza)
- Sal (Una pizca)
- Bananas Maduras (2)
- Jugo de limón (1 cucharada.)
- Nueces (1 taza)
- Agave (1)
- Nueces (1 taza)
- Agua (1/2 taza)

Método

- Prepara la licuadora y agrega las bananas. Tritura hasta tener una mezcla suave.
- Agrega los anacardos, el agua y el jugo de limón. Se mezclan.
- Deja reposar en la nevera durante al menos 3 horas. Asegúrate de que esté frío antes de retirar.
- Toma la mezcla fría y colócala en la licuadora. Agrega el albaricoque y mezcla por
dos minutos.
- Agrega las nueces encima y sirve.
- ¡Disfruta!

Cereal de Frambuesa

Ingredientes

- Frambuesas en rodajas (1 taza)
- Extracto de vainilla (1 cucharadita)
- Leche de Almendras (2 Tazas)
- Rodajas de bananas congeladas (4)
- Edulcorante (1 cucharadita)

Método

- Prepara la licuadora. Agrega la leche de almendras, vainilla, bananas congelados y edulcorante. Mezcla hasta que esté suave.
- Comienza a verter en el bol.
- Añade las rodajas de fruta.
- ¡Disfruta!

Avena de Pecán

Ingredientes

- Manzana (1)
- Pecán (1 cucharada.)
- Agua (1 taza)
- Avena Enrollada (1 Taza)

Método

- Prepara la licuadora. Mezcla agua, avena y nueces. Mézclalos juntos durante dos minutos.
- Agrega la manzana y sigue mezclando.
- Asegúrate de que la mezcla sea lo más suave posible.
- ¡Disfruta!

Barras de Arándanos

Ingredientes

• Sal (Una pizca)
• Avena Laminada (2 Tazas)
• Mantequilla de maní cruda (1/4 taza)
• Dátiles Medjool (3/4 taza)
• Puré de banana (1/2 taza)
• Semilla de linaza molida (3 cucharadas.)
• Arándanos secos (1 taza)
• Semillas de chía (3 cucharadas)
• Semillas de hemp (3 cucharadas.)

Método

• Prepara el procesador de alimentos. Combina la mantequilla de almendras, sal, dátiles y banana.
Mezcla hasta que esté suave.
• Comienza a añade la avena y las semillas. Continúa mezclando durante dos minutos.
• Retira del procesador y colócalo en un tazón grande. Continúa revolviendo y agregando arándanos.
• Coge una bandeja deshidratadora forrada y extiende la mezcla.
• Deja que se deshidrate durante al menos cuatro horas. Asegúrate de cortar en barras.
• Después de cortar, seca durante cinco horas adicionales.
•¡Disfruta!

Cereal de Fresa

Ingredientes

• Fresas en rodajas (1 taza)
• Extracto de vainilla (1 cucharadita)
• Leche de Almendras (2 Tazas)
• Rodajas de bananas congeladas (4)
• Edulcorante (1 cucharadita)

Método

• Prepara la licuadora. Agrega la leche de almendras, vainilla, bananas congeladas y edulcorante. Mezcla hasta que esté suave.
• Comienza a verter en el bol.
• Añade las rodajas de fruta.
• ¡Disfruta!

Yogurt de Durazno

Ingredientes

• Durazno (1)
• Anacardos (1 taza)
• Sal (Una pizca)
• Bananas Maduras (2)
• Jugo de limón (1 cucharada.)
• Nueces (1 taza)
• Agave (1)
• Nueces (1 taza)
• Agua (1/2 taza)

Método

• Prepara la licuadora y agregar las bananas. Tritura hasta tener mezcla suave.
• Agrega los anacardos, el agua y el jugo de limón. Se mezclan.
• Deja reposar en la nevera durante al menos 3 horas. Asegúrate de que esté frío antes de retirar
• Agarra la mezcla fría y colócala en la licuadora. Añade el melocotón y mezclar para dos
minutos.
• Agrega las nueces encima y sirva.
•¡Disfruta!

Porridge de Bayas Acai

Ingredientes

Para el Porridge

• Manzanas Verdes (2)
• Cardamomo molido (1/2 cucharadita)
• Extracto de vainilla (½ cucharada)
• Nueces crudas (1 taza)
• Grañones crudos de alforfón (1 taza)
• Agua (1 taza)

Para el Topping

•Granada
•Bayas de Acai
•Hojuelas de coco
•Mantequilla de nueces
•Fragmentos de cacao
•Miel

Método

• Saca un tazón mediano. Coloca el alforfón y las nueces. Vierte agua y deja reposar por al menos dos horas.
• Agregar y coloca los ingredientes restantes en un procesador de alimentos.
• Añade las bayas y la granada. Mezcla y agrega los toppings restantes
•¡Disfruta!

Smoothie de Banana

Ingredientes

• Dátiles Medjool (3)
• Banana (1)
• Agua de coco (1 taza)
• Mantequilla de almendra cruda (1 cucharada.)
• Cilantro (1 taza)
• Verdes mezclados (1 taza)
• Hojas grandes de acelga (3)

Método

• Pelar el banana y echarlo en la licuadora junto con los ingredientes restantes.
• Mezclar durante cinco minutos hasta que quede suave.
•¡Disfruta!

Cereal de Arándanos

Ingredientes

- Arándanos en rodajas (1 taza)
- Extracto de vainilla (1 cucharadita)
- Leche De Almendras (2 Tazas)
- Rodajas de bananas congelados (4)
- Edulcorante (1 cucharadita)

Método

- Prepara la licuadora. Agrega la leche de almendras, vainilla, bananas congeladas y edulcorante. Mezcla hasta que esté suave.
- Comienza a verter en el bol.
- Añade las rodajas de fruta.
- ¡Disfruta!

Avena de Avellanas

Ingredientes

- Manzana (1)
- Avellanas (1 cucharada)
- Agua (1 taza)
- Avena Enrollada (1 Taza)

Método

- Prepara la licuadora. Mezcla agua, avena y nueces. Mézclalos juntos durante dos minutos.
- Agrega la manzana y sigue mezclando.
- Asegúrate de que la mezcla sea lo más suave posible.
- ¡Disfruta!

Avena de Semillas de Chía

Ingredientes

• Manzana (1)
• Semillas de chía crudas (1 cucharada.)
• Agua (1 taza)
• Avena Enrollada (1 Taza)

Método

• Prepara la licuadora. Mezcla agua, avena y semillas de chía. Mézclalos juntos por
dos minutos.
• Agrega la manzana y sigue mezclando.
• Asegúrate de que la mezcla sea lo más suave posible.
•¡Disfruta!

Avena Brasileña

Ingredientes

• Manzana (1)
• Nueces crudas de Brasil (1 cucharada.)
• Agua (1 taza)
• Avena Enrollada (1 Taza)

Método

• Prepara la licuadora. Mezcla agua, avena y nueces. Mézclalos juntos durante dos minutos.
• Agrega la manzana y sigue mezclando.
• Asegúrate de que la mezcla sea lo más suave posible.
•¡Disfruta!

ALMUERZO

Salsa de Aguacate

Ingredientes

• Mango en Cubos (1)
• Jugo de lima (2 cucharadas.)
• Aguacates en Cubos (1)
• Cebolletas Cortadas (2)
• Cilantro Picado (1 Cucharada)
• Perejil picado (1 cucharada.)

Método

• Agarra un bol para mezclar y agrega todos los ingredientes. Mézclalos juntos por al menos cinco minutos.
•¡Disfruta!

Rollitos de Primavera de Espinaca

Ingredientes

Para la salsa

• Curry en Polvo (1 cucharada)
• Pimienta de Cayena (1/3 cucharada)
• Jugo de limón (2 cucharadas.)
• Cúrcuma (1 Cucharada.)
• Zanahoria En Rodajas (1)
• Anacardos crudos (1/2 taza)

Para Rollitos de Primavera

• Espinacas Bebé (3 Tazas)
• Zanahorias En Rodajas (2)
• Hojas de repollo rojo (3)
• Rondas de papel de arroz (8)
• Calabacín En Rodajas (1)
• Pimiento Amarillo Picado (1)

Método

• Comienza por preparar todos los vegetales para los rollitos de primavera. Lava y déjalos aparte.
• Ahora, toma un tazón mediano y agrega agua tibia.
• Deja que el papel de arroz se asiente en el agua y se suavice. Esto debería tomar de 5 a 10 segundos.
• Retira el papel y colócalo sobre el mostrador.
• Agrega las espinacas en el tercio inferior del papel. Deje que se aplaste con la mano.
Ahora, agrega el calabacín, las zanahorias, el pimiento amarillo y el repollo rojo.

• Comience a doblar desde ambos lados. Levanta el borde inferior y deja que quede en la parte superior de los vegetales en su lugar. Mete el papel.

• Sigue rodando y asegúrate de que quede apretado para que las verduras no se derramen. Repite esto para cada rollo.

• Ahora, es hora de trabajar en la salsa. Saca una licuadora y añade todos los ingredientes. Mezcla hasta que esté suave.

• Cuando sirvas, coloca la salsa de curry en un tazón aparte como opción para mojar.

•¡Disfruta!

Pasta Cruda de Calabacín

Ingredientes

Para la crema

- Semillas de girasol (2 cucharadas)
- Aguacate (1)
- Aceite de coco (6 cucharadas.)
- Jugo de lima (2 cucharadas.)
- Pimienta Negra (Pizca)
- Jarabe de Agave (1 Cucharada.)
- Tomates Cherry Cortados (8)
- Albahaca fresca (puñado)
- Sal (1/2 cucharadita)

Para la pasta

- Sal (Una pizca)
- Calabacín (1)

Para Guarniciones
- Hojas de espinaca (puñado)
- Sal (Una pizca)
- Puerros Rallados (1 Taza)
- Albahaca Fresca (Pizca)

Método

• Comienza trabajando en la pasta. Añade todos los ingredientes y utiliza la máquina de cortar queso.

• También, comienza a cortar hojas finas de pasta con un cuchillo. Añade sal en la parte superior y deja que las láminas se remojen durante dos minutos.

• Agarra un tazón separado y agrega todos los ingredientes para la crema. Mezcla todo junto.

• Ahora, mezcla la crema de aguacate, la pasta y las hojas de espinaca.

• Añade a los tazones para servir. Asegúrate de rociar sal, albahaca, semillas de girasol y tomates como desees.

•¡Disfruta!

Envolturas de Calabaza

Ingredientes

- Cebolla Roja Picada (1)
- Calabaza Picada (2 Tazas)
- Agua (2 Tazas)
- Polvo de comino (1/2 cucharadita)
- Polvo de ajo (2 cv.)
- Alimento de almendras (1 taza)
- Alimento de lino (1 taza)
- Levadura (2 cucharadas)

Método

- Comienza con la masa. Saca la licuadora y agrega la calabaza y el agua. Licúa hasta que esté suave.
- Ahora, agrega los ingredientes restantes. Continúa mezclando durante dos minutos. Eso debe crear una mezcla consistente.
- Saca el deshidratador y comienza a esparcir la mezcla en la hoja de teflex.
- Coloca el deshidratador en 145F y déjalo reposar durante dos horas.
- Dale la vuelta y déjalo reposar durante otra hora.
- Asegúrate de que las envolturas estén secas antes de retirarlas. Si no, sigue usando el deshidratador a temperatura reducida.
- ¡Disfruta!

Pizza Cruda

Ingredientes

Para el pesto

• Albahaca (puñado)
• Piñones (1/2 taza)
• Hojas de espinaca (puñado)
• Jugo de limón (1 cucharadita)
• Aceite de oliva (1 cucharada.)
• Sal (Una pizca)
• Pimienta (Pizca)
  Para la corteza
• Diente de ajo (1)
• Cebolla Roja (1/4)
• Albahaca seca (1 cucharada)
• Fecha (1)
• Orégano Seco (1 cucharadita)
• Nueces (1 taza)
• Semillas de calabaza (1 taza)
• Semillas de girasol crudas (1 taza)

Para toppings

• Tomates
• Pimientos Rojos
• Champiñones Secos

Método

• Comienza con la corteza. Toma todos los ingredientes y añade al procesador de alimentos. Procesa hasta que quede suave.
• Divide la mezcla en tres porciones iguales. Ahora, extiéndelas sobre las bandejas deshidratadoras y deja reposar la mezcla durante 5-6 horas a 105F.
• Muévete hacia el pesto mientras esperas. Mezcla todos los ingredientes en el procesador de alimentos.
• Una vez que la corteza esté preparada, tome el pesto y extiéndelo por la parte superior de manera uniforme como sea posible.
• Las coberturas se pueden añadir según sea necesario una vez que se haya preparado la pizza.
•¡Disfruta!

Albahaca Alfredo

Ingredientes

Para salsa de albahaca

• Jugo de lima (1/2)
• Anacardos (1 taza)
• Sal (Una pizca)
• Dientes de ajo (2)
• Agua (1 taza)
• Hojas de albahaca (6)
• Pimienta molida (1 cucharada)

Para los fideos
• Calabacín en rodajas finas (1)

Método

• Agarra la licuadora y comience a agregar todos los ingredientes de la "salsa". Asegúrate de añadir agua lentamente mientras haces esto. La consistencia de la salsa dependerá de esto (es decir, más agua es igual a una salsa más fina)
• Pica las hojas de albahaca y revuelve en la mezcla. Pulsa durante 10 segundos en
licuadora.
• Comienza a verter la salsa sobre los tallarines de calabacín en rodajas.
• ¡Disfruta!

Sopa de Elote

Ingredientes

• Granos de maíz orgánicos (2 tazas)
• Vinagre de sidra de manzana (2 cucharadas.)
• Paprika ahumada (2 cucharadas.)
• Agua (1 taza)
• Anacardos (1/2 taza)
• Cayena (1/4 Cucharada.)
• Tomates Al Sol Picados (1 Taza)
• Sal (Una pizca)
• Polvo de cebolla (2 cv.)
• Pimienta Negra (2 cucharadas)

Para el procesador de alimentos:
• Cebolletas Frescas (2 cucharadas.)
• Agua (2 Tazas)
• Eneldo seco (2 cv.)
• Granos de maíz orgánicos (2 tazas)

Método

• Comienza por colocar los anacardos en un tazón mediano. Añade agua para remojar. Dejar que se remojen por dos horas.
• Coge otro tazón y coloca los tomates dentro. Añade el agua caliente y cubre. Deja que se remojen por dos horas. Asegúrate de que estén blandos cuando se estén utilizando.
• Saque la licuadora y combina la paprika, el ajo en polvo, los anacardos, el agua, la cebolla, vinagre de sidra en polvo, de cayena y de manzana. Asegúrate de que la mezcla esté cremosa cuando hayas terminado.
• Ahora, agrega dos tazas de maíz junto con los tomates en la licuadora. Mezcla hasta que esté suave.

• Agrega la mezcla de maíz y tomates en el procesador de alimentos.

• Agrega también las cebolletas, el agua y el eneldo en el procesador.

• Deje que se procese hasta que solo queden trozos más pequeños.

• Calienta la mezcla a 135F durante 40 minutos.

•¡Disfruta!

Cuscús Crudo

Ingredientes

Para la base:

• Coliflor Picada (1/2)

Para la mezcla:
• Cúrcuma (Una pizca)
• Jugo de naranja (1/3 taza)
• Polvo de pimentón (1/2 cucharadita)
• Tomates secados al sol (1/4 taza)
• Tomates Cherry a la mitad (1 taza)

Para el Aliño:

• Naranja picada (1)
• Perejil picado (1/3 taza)
• Cebolla grande picada (1)
• Tomates Cherry a la mitad (1 taza)

Método

• Comienza con la base (base). Coloca el coliflor en el procesador de alimentos. Pulsa hasta que quede en trozos pequeños.
• Ahora vamos con el aderezo. Saca la licuadora y agrega los tomates cherry, el jugo de naranja, especias, y tomates secados al sol. Mezcla hasta que quede cremoso.
• Agrega el aderezo mezclado en el coliflor.
• Toma un bol y combina la coliflor con tomates cherry, trozos de naranja, perejil, y cebolleta.
•¡Disfruta!

Sopa de Espinacas de Primavera

Ingredientes

- Leche De Nuez (2 Tazas)
- Diente de ajo picado (1)
- Miso blanco (3 cucharadas.)
- Espinacas Bebé (4 Tazas)
- Cebolla Picada (1)
- Cáscara de limón (1 cucharada.)
- Jugo de limón (3 cucharadas.)
- Pimienta (Pizca)
- Semillas de sésamo negro (1 cucharada.)

Método

- Agarra la licuadora. Añade todos los ingredientes. Asegúrate de mezclar hasta que se convierta en una mezcla de sopa.
- Incluir semillas de sésamo negro para cubrir.
- Calentar a 135F durante 30 minutos antes de servir.
- ¡Disfruta!

Salsa De Vinagre Balsámico

- Aceite de oliva virgen extra (1 cucharada)
- Cebollas orgánicas cortadas en cubitos (1 cucharada.)
- Cilantro Orgánico (1 cucharada.)
- Sal rosa (1/2 cucharadita)
- Vinagre balsámico orgánico (1 cucharada)
- Tomates Roma (4)
- Polvo de chile (2 cv.)
- Ajo Machacado (1)

Método

- Saca el procesador de alimentos. Añade todos los ingredientes. Pulso al menos 30 veces.
- ¡Disfruta!

Sopa De Zanahoria y Coco

Ingredientes

- Zanahorias Peladas (4)
- Leche De Almendras (1 Taza)
- Cúrcuma molida (1/2 cucharadita)
- Jugo de lima (1 cucharadita)
- Comino (1/2 cucharadita)
- Leche de coco (1 taza)
- Jengibre Pelado (1)
- Sal (Una pizca)

Método

- Comienza por picar el jengibre y las zanahorias. Haz esto uniformemente.
- Ahora saca la licuadora y combina todos los ingredientes. Asegúrate de que la mezcla sea suave antes de retirar.
- Agrega el jugo de limón a la mezcla licuada.
- Sigue mezclando y luego agrega al tazón para servir.
- ¡Disfruta!

Rollito de Primavera de Col

Ingredientes

Para la salsa

- Curry en Polvo (1 cucharada)
- Pimienta de Cayena (1/3 Cucharada)
- Jugo de limón (2 cucharadas)
- Cúrcuma (1 Cucharada)
- Zanahoria En Rodajas (1)
- Anacardos crudos (1/2 taza)

Para los Spring Roll

- Col En Rodajas (1)
- Zanahorias En Rodajas (2)
- Hojas de repollo rojo (3)
- Rondas de papel de arroz (8)
- Calabacín En Rodajas (1)
- Pimiento Amarillo Picado (1)

Método

• Comienza por preparar todos los vegetales para los rollitos de primavera. Lava y apártalos a un lado.

• Ahora, toma un tazón mediano y agrega agua tibia.

• Deje que el papel de arroz se remoje en el agua y se suavice. Esto debería tomar de 5 a 10 segundos.

• Retira el papel y colócalo sobre el mostrador.

• Agrega la col en el tercio inferior del papel. Deja que se aplaste con la mano.

Ahora, agrega el calabacín, las zanahorias, el pimiento amarillo y el repollo rojo.

• Comienza a doblar desde ambos lados. Levanta el borde inferior y déjalo en la parte superior de los vegetales en su lugar. Mete el papel.

• Sigue rodando y asegúrate de que quede apretado para que las verduras no se derramen. Repite esto para cada rollo.

• Ahora, es hora de trabajar en la salsa. Saca una licuadora y añada todos los ingredientes. Mezcla hasta que esté suave.

• Cuando sirvas, coloca la salsa de curry en un tazón aparte como opción para mojar.

•¡Disfruta!

Falafels De Garbanzo

Ingredientes:

- Dientes De Ajo Picados (3)
- Garbanzos Germinados (2 Tazas)
- Comino molido (2 cucharadas.)
- Cebolla Picada (1/2)
- Tahini (1 cucharada)
- Perejil Seco (1/3 Copa)
- Cilantro molido (2 cucharadas)
- Semillas de chía (1 cucharada)
- Agua (3 cucharadas)
- Comida de almendras (3 cucharadas)

Método:

• Enciende el procesador de alimentos. Agrega el tahini, comino, ajo, cebolla, garbanzos y perejil. Procesar hasta que quede suave.

• Saca el tazón pequeño y agrega las semillas de chía. Ahora, agrega agua y bate. Le Deja reposar durante 10 minutos.

• Transfiere a un bol aparte. Añade la harina de almendras y la mezcla de chia. Mezcla durante dos minutos.

• Empieza a dar forma a las empanaditas.

• Guarda en la nevera durante 20 minutos.

•¡Disfruta!

Gazpacho Clásico

Ingredientes:

- Pimiento Rojo (2)
- Cebolla verde (1/2 taza)
- Tomates (2)
- Agua (1 taza)
- Dientes de ajo (3)
- Jugo de limón (2 cucharadas)
- Sal (Una pizca)
- Pimienta (Pizca)
- Aceite de oliva (3 cucharadas)
- Cilantro (1/4 taza)
- Pepino (1)

Método:

• Comienza pelando el pepino. Coloca la mitad en la licuadora y agrega el cilantro, cebolla verde, pimiento, jugo de limón, agua, pimienta de cayena y tomates.
• Asegúrate de mezclar hasta que quede suave.
• Ahora, agrega el pepino restante junto con el pimiento rojo. Pulsa una vez.
• Mezcla con sal, pimienta y aceite de oliva.
•¡Disfruta!

Ensalada De Banana

Ingredientes

Para el Aliño

- Jugo de limón (1 cucharada)
- Pimienta de Cayena (1 cucharadita)
- Agua (1 taza)
- Curry en Polvo (1 cucharada)
- Dijon (4 cucharadas)
- Aminos de coco crudo (4 cucharadas)
- Pimentón (1 cucharadita)

Para Ensalada

- Pepinos Rebanados (2)
- Bananas En Rodajas (2)
- Zanahorias En Rodajas (5)
- Tomates Cherry a la mitad (2 tazas)
- Semillas de sésamo negro (2 cucharadas)
- Levadura (2 cucharadas)
- Espinacas Picadas (4 Tazas)
- Pimientos Amarillos (1)
- Repollo Rojo Pequeño (1/3)

Método

- Saca el tazón mediano. Añade en todos los ingredientes de la ensalada. Dejar de lado.
- Agarra la licuadora y coloca todos los ingredientes del "aderezo". Mezcla hasta que esté suave.
- Ahora, agrega el aderezo mezclado sobre los ingredientes de la ensalada.
- ¡Disfruta!

Envolturas de Ñame

Ingredientes

- Cebolla Roja Picada (1)
- Ñames pelados (2)
- Agua (2 Tazas)
- Polvo de comino (1/2 cucharadita)
- Polvo de ajo (2 cucharadas)
- Comida de almendras (1 taza)
- Comida de lino (1 taza)
- Levadura (2 cucharadas)

Método

- Comienza con la masa. Saca la licuadora y añade los ñames y el agua. Deja que se mezcle hasta que esté suave.
- Ahora, agrega los ingredientes restantes. Continúa mezclando durante dos minutos. Eso debe crear una mezcla consistente.
- Saca el deshidratador y comienza a esparcir la mezcla en la hoja de teflex.
- Coloca el deshidratador en 145F y déjelo reposar durante dos horas.
- Dale la vuelta y déjalo reposar durante otra hora.
- Asegúrate de que las envolturas estén secas antes de retirarlas. Si no, sigue con el deshidratador a temperatura reducida.
- ¡Disfruta!

Ensalada de Algas

Ingredientes

• Aminos de coco (2 cucharadas)
• Cebolla Roja Cortada (1/2)
• Pepino Rebanado (1)
• Algas Arame (1 onza)
• Copos de pimiento rojo (Una pizca)
• Vinagre de sidra de manzana crudo (1/4 taza)
• Sal (1 cucharadita)

Método

• Comienza empapando las algas en agua durante 20 minutos.
• Coge rebanadas de pepino y comienza a espolvorear con sal. Dejar reposar durante dos minutos.
• Ahora retira las algas del agua con un filtro y colócalas en un tazón separado. Retira tanta agua como puedas (exprime si es necesario).
• Agarra las tijeras y comienza a cortar las algas en trozos más pequeños.
• Toma trozos y agrega a los pepinos.
• Mezcla los ingredientes restantes y une todo.
• Deja marinar durante unas horas.
•¡Disfruta!

Ensalada de Manzana

Ingredientes

Para el Aliño

- Jugo de limón (1 cucharada)
- Pimienta de Cayena (1 cucharadita)
- Agua (1 taza)
- Curry en Polvo (1 cucharada)
- Dijon (4 cucharadas)
- Aminos de coco crudo (4 cucharadas)
- Pimentón (1 cucharadita)

Para Ensalada

- Pepinos Rebanados (2)
- Manzanas Rebanadas (2)
- Zanahorias En Rodajas (5)
- Tomates Cherry a la mitad (2 tazas)
- Semillas de sésamo negro (2 cucharadas.)
- Levadura (2 cucharadas)
- Espinacas Picadas (4 Tazas)
- Pimientos Amarillos (1)
- Repollo Rojo Pequeño (1/3)

Método

- Saca el tazón mediano. Añade todos los ingredientes de la ensalada. Aparta esto.
- Agarra la licuadora y coloca todos los ingredientes del "aderezo". Mezclar hasta que esté suave.
- Ahora, agrega el aderezo mezclado sobre los ingredientes de la ensalada.
- ¡Disfruta!

Envolturas de Espárragos

Ingredientes

- Cebolla Roja Picada (1)
- Espárragos Picados (2)
- Agua (2 Tazas)
- Polvo de comino (1/2 cucharadita)
- Polvo de ajo (2 cucharadas)
- Comida de almendras (1 taza)
- Comida de lino (1 taza)
- Levadura (2 cucharadas)

Método

- Comienza con la masa. Saca la licuadora y agrega los espárragos y el agua. Licúa hasta que esté suave.
- Ahora, agrega los ingredientes restantes. Continuar licuando durante dos minutos. Eso debe crear una mezcla consistente.
- Saca el deshidratador y comienza a esparcir la mezcla en la hoja de teflex.
- Coloca el deshidratador en 145F y déjalo reposar durante dos horas.
- Dale la vuelta y déjalo reposar durante otra hora.
- Asegúrate de que las envolturas estén secas antes de retirarlas. Si no, sigueusando el deshidratador a temperatura reducida.
- ¡Disfruta!

Gazpacho De Melón

Ingredientes:

• Melón dulce cortado en cubitos (2 tazas)
• Cebolla verde (1/2 taza)
• Tomates (2)
• Agua (1 taza)
• Dientes de ajo (3)
• Jugo de limón (2 cucharadas)
• Sal (Una pizca)
• Pimienta (Pizca)
• Aceite de oliva (3 cucharadas)
• Cilantro (1/4 taza)
• Pepino (1)

Método:

• Comienza pelando el pepino. Coloca la mitad en la licuadora y agrega el cilantro,
cebolla verde, pimiento, jugo de limón, agua, pimienta de cayena y tomates.
• Asegúrate de mezclar hasta que quede suave.
• Ahora, agrega el pepino restante junto con el melón. Pulsa una vez.
• Mezclar con sal, pimienta y aceite de oliva.
•¡Disfruta!

Gazpacho Verde

Ingredientes:

- Pimiento Verde (2)
- Cebolla verde (1/2 taza)
- Tomates (2)
- Agua (1 taza)
- Dientes de ajo (3)
- Jugo de limón (2 cucharadas)
- Sal (Una pizca)
- Pimienta (Pizca)
- Aceite de oliva (3 cucharadas)
- Cilantro (1/4 taza)
- Pepino (1)

Método:

- Comienza pelando el pepino. Coloca la mitad en la licuadora y agrega el cilantro,
cebolla verde, pimiento, jugo de limón, agua, pimienta de cayena y tomates.
- Asegúrate de mezclar hasta que quede suave.
- Ahora, agrega el pepino restante junto con el pimiento. Pulsa una vez.
- Mezcla con sal, pimienta y aceite de oliva.
- ¡Disfruta!

Ensalada De Mango

Ingredientes

Para el Aliño

• Jugo de limón (1 cucharada)
• Pimienta de Cayena (1 cucharadita)
• Agua (1 taza)
• Curry en Polvo (1 cucharada)
• Dijon (4 cucharadas)
• Aminos de coco crudo (4 cucharadas.)
• Pimentón (1 cucharadita)

Para la Ensalada

• Pepinos Rebanados (2)
• Mangos Rebanados (2)
• Zanahorias En Rodajas (5)
• Tomates Cherry a la mitad (2 tazas)
• Semillas de sésamo negro (2 cucharadas)
• Levadura (2 cucharadas)
• Espinacas Picadas (4 Tazas)
• Pimientos Amarillos (1)
• Repollo Rojo Pequeño (1/3)

Método

• Saca el tazón mediano. Añade todos los ingredientes de la ensalada. Ponlos aparte.
• Agarra la licuadora y coloca todos los ingredientes del "aderezo". Mezcla hasta que esté suave.
• Ahora, agrega el aderezo mezclado sobre los ingredientes de la ensalada.
•¡Disfruta!

Envolturas de Remolacha

Ingredientes

- Cebolla Roja Picada (1)
- Remolacha Picada (2)
- Agua (2 Tazas)
- Polvo de comino (1/2 cucharadita)
- Polvo de ajo (2 cv.)
- Alimento de almendras (1 taza)
- Alimento de linaza (1 taza)
- Levadura (2 cucharadas)

Método

- Comienza con la masa. Saca la licuadora y agrega la remolacha y el agua. Deja que se mezcle hasta que esté suave.
- Ahora, agrega los ingredientes restantes. Continúa mezclando durante dos minutos. Eso debe crear una mezcla consistente.
- Saca el deshidratador y comienza a esparcir la mezcla en la hoja de teflex.
- Coloca el deshidratador en 145F y déjelo reposar durante dos horas.
- Dale la vuelta y déjalo reposar durante otra hora.
- Asegúrate de que las envolturas estén secas antes de retirarlas. Si no, sigue usando el deshidratador a temperatura reducida.
- ¡Disfruta!

CENA

Sopa de Coco y Curry

Ingredientes

• Agua (1/2 taza)
• Zanahoria en cubitos (1)
• Coco (1)
• Curry en Polvo (2 cucharadas)
• Jengibre (1 cucharadita)
• Diente de ajo (1)
• Chili Pepper (1/2)
• Pepinos (2)
• Pimiento Rojo Cortado En Cuadritos (1)
• Cilantro (Puñado)
• Cebolla Picada (2 Cucharadas)

Método

• Comienza con un tazón mediano. Corta todas las verduras y ponlas adentro.
• Ahora, saca la licuadora. Coloca los ingredientes restantes. Mezcla hasta que esté suave.
• Vierta sobre las verduras y calienta si lo deseas (1 minuto en el microondas).
• Cubre con cilantro.
• ¡Disfruta!

Espaguetis Roma

Ingredientes

• Pistachos Crudos (1 taza)
• Semillas de hemp (2 cucharadas)
• Aceitunas negras picadas (1/2 taza)
• Cebolla Roja Picada (1/2)
• Clavo de ajo rallado (2)
• Tomates Rebanados (2 Tazas)
• Calabacín (4)
• Albahaca (5 Tazas)
• Sal (Una pizca)
• Pimienta (Pizca)

Método

• Comienza con un procesador de alimentos. Añade la albahaca, el aceite de oliva y los pistachos. Mezcla hasta que esté suave.
• Ahora, agrega sal + pimienta. Continúa mezclando.
• Coloca en un tazón separado. Añade la cebolla roja, los tomates y el ajo. Licúa por
dos minutos. Ahora, déjalo reposar por dos horas.
• Vamos con el calabacín y córtalo en rebanadas con forma de fideos.
• Revuelve con las otras mezclas. Deja reposar durante 20 minutos.
•¡Disfruta!

Ensalada De Orégano

Ingredientes

- Tomate en cubitos (1/2 taza)
- Jugo de Limón (1/2 cucharadita)
- Romero (1/8 Cucharada.)
- Orégano (1/4 cucharaditas)
- Aguacate en cubitos (1/2 taza)
- Ajo Picado (1/4 Cucharada)
- Tallarines de calabacín en rodajas (1 taza)

Método

- Agarra un tazón para mezclar. Agrega todos los ingredientes y comience a revolver.
- Sigue con el tazón de servir. Cubre con la cobertura deseada.
- ¡Disfruta!

Kebabs de Verduras

Ingredientes

Para Kebabs

- Berenjena (1)
- Cebolla (1)
- Champiñones Crimini Reducidos (1)
- Pimientos De Naranja Cortados En Cuadritos (2)
- Pimientos Rojos Cortados En Cuadritos (2)
- Tomates de uva amarilla (2)

Para la Marinada

- Cilantro Fresco (1 Taza)
- Aceite de oliva (1 taza)
- Pimiento Rojo Picado (1)
- Jugo de lima (1 taza)
- Sal (Una pizca)
- Ajo Picado (2 Cps.)
- Jengibre rallado (2 cucharadas.)

Método

- Empieza empapando unos palitos de madera. Haz esto durante unos 20 minutos en un bol.
- Saca la licuadora. Agrega todos los ingredientes para la marinada (menos el cilantro). Mezcla durante dos minutos
- Ahora, agrega el cilantro. Pulsa dos veces.
- Comienza a agregar los vegetales a cada brocheta. Remojar con la marinada. Ahora, coloca los kebabs en el horno a 125F durante una hora.
- ¡Disfruta!

Ensalada de Apio y Manzana

Ingredientes

• Manzanas a la mitad (2)
• Perejil fresco picado (2 cucharadas)
• Tallos de apio finamente rebanados (4)
• Agave (2 cucharadas)
• Aceite de oliva (3 cucharadas)
• Jugo de limón fresco (3 cucharadas)
• Nueces quebradas (1/2 taza)
• Sal (Una pizca)
• Pimienta (Pizca)

Método

• Comienza con el jugo de limón, el agave y el aceite de oliva. Ponlos en un tazón pequeño. Aparta a un lado.
• Pasamos al tallo de apio. Los rebanarás en línea recta. Saca un tazón mediano y agrégalos junto con las nueces y el perejil.
• Ahora, toma las manzanas y desecha el corazón.
• Con un cuchillo / pelador, comience a cortar el fondo de cada manzana. El objetivo es hacer un tazón pequeño en la parte inferior de cada manzana. Dejar aparte.
• Añade la carne de manzana al bol con el apio. Además, ponle sal y pimienta.
• Comienza a dividir la mezcla y colócala en tazones de manzana de manera uniforme.
• Guarda en la nevera durante dos horas.
• ¡Disfruta!

Bolas de Brócoli

Ingredientes

• Semillas de girasol (1 taza)
• Sal (Una pizca)
• Nuez moscada fresca (1/4 cucharaditas)
• Cebollas Picadas (1/4 Taza)
• Floretes De Brócoli (2 Tazas)
• Pimienta (Pizca)
• Perejil fresco (1 cucharada)
• Diente de ajo (1)
• Piñones (1/4 taza)
• Aceite de oliva (3 cucharadas)

Método

• Saca un molinillo de café. Coloca las semillas de girasol dentro y comienza a moler. Deberían parecer migajas.
• Remueve las semillas de girasol molidas y agrega a un procesador de alimentos por separado.
• Agrega los ingredientes restantes y procesa por cinco minutos. Debe convertirse en una pasta.
• Saca un tazón mediano y agrega en la mezcla. Coloca en la nevera durante 30 min.
• Saca al menos una cucharadita de mezcla y comience a hacer una bola.
• Activa el horno y comienza a colocar las bolas en una bandeja. Establecer en 335F y dejar reposar por 3 horas
•¡Disfruta!

Bocaditos de Zanahoria

Ingredientes

- Semillas de girasol (1 taza)
- Sal (una pizca)
- Nuez moscada fresca (1/4 cucharaditas)
- Cebollas Picadas (1/4 Taza)
- Zanahorias Picadas (3)
- Pimienta (Pizca)
- Perejil fresco (1 cucharada)
- Diente de ajo (1)
- Piñones (1/4 taza)
- Aceite de oliva (3 cucharadas)

Método

- Saca un molinillo de café. Coloca las semillas de girasol dentro y comienza a moler. Deberían parecer migajas.
- Remueve las semillas de girasol molidas y agrega a un procesador de alimentos por separado.
- Agrega los ingredientes restantes y procesa por cinco minutos. Debe convertirse en una pasta
- Saca un tazón mediano y agrega en la mezcla. Coloca en la nevera durante 30 min.
- Saca al menos una cucharadita de mezcla y comienza a hacer una bola.
- Activa el horno y comienza a poner las bolas en una bandeja. Ajusta el horno en 335F y dejar reposar por 3 horas
- ¡Disfruta!

Ensalada del Mar

Para el Aliño

• Miel Cruda (1 cucharadita)
• Aceite de sésamo tostado (1 cucharada)
• Jugo de limón (2 cucharadas)
• Salsa Tamari de Soya (1/2 cucharadita)
• Jengibre Rallado (1/8 Cucharada)
• Aceite de sésamo regular (1 cucharada)
• Cayenne (Una pizca)

Para Ensalada:

• Agua (1 taza)
• Espaguetis De Mar (1/4 Taza)
• Palma de Mar (1/4 taza)
• Nori (1/4 Copa)
• Wakame (1/4 Copa)
• Semillas de sésamo (1 cucharada)

Método

• Comienza trabajando en la ensalada. Remoja todos los vegetales del mar en un tazón mediano. Utiliza agua para esto
• Deja reposar el tazón durante 1 hora.
• Desecha el agua.
• Ahora, vamos con el aderezo. Saca el recipiente por separado y agrega todos los ingredientes.
Mezcla todo durante dos minutos.
• Agrega el aderezo en un tazón con vegetales de mar.
• Cubre con semillas de sésamo.
•¡Disfruta!

Dip De Guisantes y Menta

• Limón Orgánico (1)
• Guisantes Verdes (3 Tazas)
• Diente de ajo (1)
• Aceite de oliva (1/3 taza)
• Jugo de limón (3 cucharadas.)
• Hojas de menta (1/4 taza)
• Sal (Una pizca)
• Tahini crudo (1 cucharada.)

Método

• Saca un tazón pequeño. Coloca los guisantes dentro y déjelos descongelar (si están congelados).
• Ahora, toma una olla y agrega agua. Ponla a hervir durante cinco minutos. Colocar los guisantes dentro de la olla durante 3 minutos. Ponlos aparte.
• Saca el procesador de alimentos y coloca el ajo dentro. Pulsa dos veces.
• Agrega los ingredientes restantes y deja que se mezcla bien.
•¡Disfruta!

Bocaditos De Calabacín

Ingredientes

- Semillas de girasol (1 taza)
- Sal (Una pizca)
- Nuez moscada fresca (1/4 cucharaditas)
- Cebollas Picadas (1/4 Taza)
- Calabacines en cubitos (2 tazas)
- Pimienta (Pizca)
- Perejil fresco (1 cucharada.)
- Diente de ajo (1)
- Piñones (1/4 taza)
- Aceite de oliva (3 cucharadas)

Método

- Saca un molinillo de café. Coloca las semillas de girasol dentro y comienza a moler. Deberían parecer migajas.
- Remueve las semillas de girasol molidas y agrega a un procesador de alimentos por separado.
- Agrega los ingredientes restantes y procesa por cinco minutos. Debe convertirse en una pasta.
- Saca un tazón mediano y agrega en la mezcla. Coloca en la nevera durante 30 min.
- Saca al menos una cucharadita de mezcla y comience a hacer una bola.
- Activa el horno y comienza a colocar las bolas en una bandeja. Establecer en 335F y dejar reposar por 3 horas
- ¡Disfruta!

Fideos De Maní

Ingredientes

Para la salsa

- Maní crudo (1 taza)
- Jugo de limón (1/3 taza)
- Sal (1 cucharadita)
- Perejil Fresco (Una pizca)
- Dientes de ajo (2)
- Stevia orgánica (1 gota)
- Agua (3/4 taza)
- Aceite de oliva (1 cucharadita)

Para los fideos
- Calabacín en rodajas finas (2 tazas)

Método

- Saca la licuadora. Agrega todos los ingredientes para la "salsa" y mezcla hasta
que esté suave.
- Ahora, toma el calabacín en rodajas y mezcla en un recipiente aparte con la salsa.
- ¡Disfruta!

Falafels

Ingredientes

• Perejil Seco (1/3 Taza)
• Dientes de ajo picados (3)
• Garbanzos (2 Tazas)
• Comino molido (2 cucharadas)
• Cebolla Picada (1/2)
• Tahini (1 cucharada)
• Cilantro molido (2 cucharadas)
• Semilla de chía (1 cucharada)
• Agua (2 cucharadas)
• Comida de almendras (3 cucharadas)

Método

• Saca el procesador de alimentos. Agrega el ajo, el cilantro, el agua, el comino, la cebolla, el tahini, perejil y garbanzos.
• Procesa durante dos minutos. Asegúrate de que esté suave.
• Ahora, comienza a dar forma a la mezcla en bolitas pequeñas. Haz esto uniformemente.
• Deja reposar las bolas en la nevera durante 30 minutos.
•¡Disfruta!

Vegetales Revueltos

Ingredientes

- Pepino (1/4)
- Almendras (1 taza)
- Agua (1/2 taza)
- Sal (Una pizca)
- Curry en polvo (1 cucharada)
- Semillas de girasol (1/2 taza)
- Tomate (1)
- Pimiento Rojo (1)
- Perejil (Una pizca)

Método

- Saca el procesador de alimentos. Coloca las almendras y las semillas de girasol y pulsa tres veces.
- Ahora, agrega el agua junto con la sal y el curry en polvo. Mezcla bien.
- Comienza a picar tomate, pimiento rojo y pepino.
- Saca la mezcla del procesador de alimentos y agrega a las verduras picadas.
- Decorar con perejil.
- ¡Disfruta!

Tarta de Tomate

Ingredientes

Para tartas

• Tomate Naranja (1)
• Tomate Amarillo (1)
• Tomate Naranja (1)

Para la corteza

• Diente de ajo (2)
• Sal (Una pizca)
• Rúgula (2 Tazas)
• Aceite de oliva (2 cucharadas.
• Piñones (1/4 tazas)

Método

• Comienza con el molde de tarta de queso. Coloca papel pergamino dentro.
• Saca un procesador de alimentos y coloca todos los ingredientes de la "corteza" dentro. Procesa durante dos minutos
• Coloca dos cucharadas de esta mezcla en el molde para pastel de queso.
• Ahora, comienza a cortar los tomates. Alterna entre cada una a medida que los pones como capas uno encima del otro
• Haz capas hasta la parte superior de su bandeja.
• Escurra el agua del tomate al fregadero.
• Coloca la bandeja de queso en el congelador durante 10 minutos. Cubre con hojas de rúgula (si deseas).
•¡Disfruta!

Bocaditos de Tomate

Ingredientes

- Semillas de girasol (1 taza)
- Sal (Una pizca)
- Nuez moscada fresca (1/4 cucharaditas)
- Cebollas Picadas (1/4 Taza)
- Tomates en cubitos (2 tazas)
- Pimienta (Pizca)
- Perejil fresco (1 cucharada)
- Diente de ajo (1)
- Piñones (1/4 taza)
- Aceite de oliva (3 cucharadas)

Método

- Saca un molinillo de café. Coloca las semillas de girasol dentro y comienza a moler. Deberían parecer migajas.
- Remueve las semillas de girasol molidas y agrega a un procesador de alimentos por separado.
- Agrega los ingredientes restantes y procesa por cinco minutos. Debe convertirse en una pasta.
- Saca un tazón mediano y agrega en la mezcla. Coloca en la nevera durante 30 min.
- Saca al menos una cucharadita de mezcla y comience a hacer una bola.
- Activa el horno y comienza a colocar las bolas en una bandeja. Establecer en 335F y dejar reposar por 3 horas
- ¡Disfruta!

Fideos de Almendra

Ingredientes

Para la salsa

- Almendras Crudas (1 Copa)
- Jugo de limón (1/3 taza)
- Sal (1 cucharadita)
- Perejil Fresco (Una pizca)
- Dientes de ajo (2)
- Stevia orgánica (1 gota)
- Agua (3/4 taza)
- Aceite de oliva (1 cucharadita)

Para los fideos

- Calabacín en rodajas finas (2 tazas)

Método

- Saca la licuadora. Agrega todos los ingredientes para la "salsa" y mezcla hasta
que esté suave.
- Ahora, toma el calabacín en rodajas y mezcla en un recipiente aparte con la salsa.
- ¡Disfruta!

Espaguetis de Verano

Ingredientes

Para los espaguetis

• Arándanos frescos (1/2 taza)
• Calabaza de verano (1/4)
• Manzana Pelada (1)
• Fragmento de acelga suiza (1 taza)

Para la salsa

• Agua (3/4 taza)
• Jengibre fresco picado (1/2 cucharada)
• Cilantro molido (1/2 cucharada)
• Hojuelas de pimiento picante (1/4 cucharaditas)
• Nuez moscada molida (1/4 cucharaditas)
• Comino molido (1/4 cucharada)
• Canela Molida (1/2 cucharadita)
• Miel (1 cucharada)
• Mantequilla de almendras (1/2 taza)

Método

• Comienza pelando la calabaza de verano. Utiliza la máquina de cortar para hacer esto (convertir en fideos).
• Toma un tazón grande y agrega los fideos con manzana, arándanos y el resto de los vegetales
• Saca la licuadora y mezcla todos los ingredientes. Mezcla hasta que esté suave.
•¡Disfruta!

Arroz Frito Salteado con Ajo

Ingredientes

Para Saltear

• Pimiento (1)
• Cebolla Pequeña Rebanada (1/4)
• Apio Rebanado (4)
• Champiñones Rebanados (1 Taza)

Para el arroz

• Diente de ajo (1)
• Sal (Una pizca)
• Levadura (2 cucharadas)
• Celeri en cubitos (1)

Para la salsa

• Vinagre de sidra (2 cucharadas)
• Nama Shoyu (2 cucharadas)
• Tahini crudo (1/4 taza)
• Diente de ajo picado (1)

Método

• Comienza con el arroz. Combina todos los ingredientes y coloca en el procesador de alimentos. Pulsa tres veces. Deja aparte.
• Saca un tazón grande y combina los vegetales.
• Agrega los ingredientes para tu "salsa" en un tazón con vegetales. Bate por dos
minutos.
• Sirve con arroz.
•¡Disfruta!

Sopa de Cebolla Roja

Ingredientes

- Agua (1/2 taza)
- Zanahoria en cubitos (1)
- Cebolla Roja Cortada En Cuadritos (1)
- Curry en Polvo (2 cucharaditas)
- Jengibre (1 cucharadita)
- Diente de ajo (1)
- Chili Pepper (1/2)
- Pepinos (2)
- Pimiento Rojo Cortado En Cuadritos (1)
- Cilantro (Puñado)
- Cebolla Picada (2 Cucharadas)

Método

- Comienza con un tazón mediano. Corta todos los vegetales y ponlos dentro.
- Ahora, saca la licuadora. Coloca los ingredientes restantes. Mezcla hasta que esté suave.
- Vierte sobre los vegetales y calienta si lo deseas (1 minuto en el microondas).
- Cubre con cilantro.
- ¡Disfruta!

Envolturas Mediterráneas

Ingredientes

- Vinagre de vino tinto (1 cucharadita)
- Mostaza Dijon (1/2 cucharadita)
- Sal (Una pizca)
- Apio en cubitos (1/4 de taza)
- Pimiento rojo cortado en cubitos (2 cucharadas)
- Manzana en cubitos (1/4 taza)
- Frijoles Lima (1 Copa)
- Jarabe de arce (1/4 cucharaditas)
- Tamari (1 Cucharada)
- Gránulos (1/2 cucharaditas)
- Jugo de limón (2 cucharaditas)
- Pimienta Negra Molida (Pizca)
- Leche De Almendras (2 cucharadas)
- Tahini (4 Cucharadas)

Método

- Agarra un tazón grande. Añade jugo de limón, vinagre de vino tinto, leche, jarabe de arce, pimienta, sal, mostaza, tamari y gránulos.
- Bate todo durante dos minutos.
- Ahora, agrega los frijoles junto con el pimiento, el apio y la manzana. Revuelva bien y luego coloca en la nevera durante una hora.
- ¡Disfruta!

Espaguetis de Zanahoria

Ingredientes

Para los espaguetis

• Arándanos rojos frescos (1/2 taza)
• Zanahorias (2)
• Manzana Pelada (1)
• Fragmento de acelga suiza (1 taza)

Para la salsa

• Agua (3/4 taza)
• Jengibre fresco picado (1/2 cucharada)
• Cilantro molido (1/2 cv)
• Escamas de pimiento picante (1/4 cucharaditas)
• Nuez moscada molida (1/4 cucharaditas)
• Comino molido (1/4 cucharada)
• Canela Molida (1/2 cucharadita)
• Miel (1 cucharada)
• Mantequilla de almendras (1/2 taza)

Método

• Comienza por pelar las zanahorias. Utiliza la máquina cortadora para hacer esto (convertir en fideos).
• Toma un tazón grande y agrega los fideos con manzana, arándanos y el resto de los vegetales.
• Saca la licuadora y mezcla todos los ingredientes. Mezcla hasta que esté suave.
•¡Disfruta!

Ceviche

Ingredientes

- Tomate Finamente Picado (1)
- Jícama Pelada (1)
- Aguacate Cubicado (1/2)
- Sal (Una pizca)
- Pimienta (Pizca)
- Jugo de lima (2 cucharadas)
- Cilantro finamente picado (1/4 taza)
- Cebolla roja finamente picada (1/4 taza)

Método

- Comienza por tomar un tazón mediano. Añade la cebolla roja, jícama, tomate, cilantro, sal y jugo de limón. Guarda en la nevera durante al menos 30 minutos.
- Ahora, agrega el aguacate y comienza a mezclar. Haz esto durante dos minutos.
- ¡Disfruta!

Tarta De Banana

Ingredientes

Para tartas

• Bananas (3)

Para la corteza
• Diente de ajo (2)
• Sal (Una pizca)
• Rúgula (2 Tazas)
• Aceite de oliva (2 cucharadas)
• Piñones (1/4 tazas)

Método

• Comienza con el molde de tarta de queso. Coloca papel pergamino dentro.
• Saque un procesador de alimentos y coloca todos los ingredientes de la "corteza" dentro. Procesa durante dos minutos
• Coloca dos cucharadas de esta mezcla en el molde para pastel de queso.
• Ahora, comienza a cortar la fruta y agrega a la sartén.
• Escurre el agua del tomate al fregadero.
• Coloca la bandeja de queso en el congelador durante 10 minutos. Cubre con hojas de rúgula (si lo deseas).
•¡Disfruta!

Bolas De Coliflor

Ingredientes

• Semillas de girasol (1 taza)
• Sal (Una pizca)
• Nuez moscada fresca (1/4 cucharaditas)
• Cebollas Picadas (1/4 Taza)
• Coliflor En Cuadritos (2 Tazas)
• Pimienta (Pizca)
• Perejil fresco (1 cucharada)
• Diente de ajo (1)
• Piñones (1/4 taza)
• Aceite de oliva (3 cucharadas)

Método

• Saca un molinillo de café. Coloca las semillas de girasol dentro y comienza a moler. Deberían parecer migajas.
• Remueve las semillas de girasol molidas y agrega a un procesador de alimentos por separado.
• Agrega los ingredientes restantes y procesa por cinco minutos. Debe convertirse en una pasta.
• Saca un tazón mediano y agrega en la mezcla. Coloca en la nevera durante 30 min.
• Saca al menos una cucharadita de mezcla y comience a hacer una bola.
• Activa el horno y comienza a colocar las bolas en una bandeja. Establecer en 335F y dejar reposar por 3 horas
•¡Disfruta!

Espaguetis de Col

Ingredientes

Para los espaguetis

- Arándanos rojos frescos (1/2 taza)
- Col (1/4)
- Manzana Pelada (1)
- Acelga suiza picada (1 taza)

Para la salsa

- Agua (3/4 taza)
- Jengibre fresco picado (1/2 cucharada)
- Cilantro molido (1/2 cucharadita)
- Escamas de pimiento picante (1/4 cucharaditas)
- Nuez moscada molida (1/4 cucharaditas)
- Comino molido (1/4 cucharada)
- Canela Molida (1/2 cucharadita)
- Miel (1 cucharada)
- Mantequilla de almendras (1/2 taza)

Método

- Comenzar pelando la col. Utiliza la máquina de cortar para hacer esto (convertir en fideos).
- Toma un tazón grande y agrega los fideos con manzana, arándanos y el resto de los vegetales.
- Saca la licuadora y mezcla todos los ingredientes. Mezcla hasta que esté suave.
- ¡Disfruta!

Explosión de Mango y Arándanos

Ingredientes

- Mango en cubos (1/2 taza)
- Mezcla de ensalada de primavera (2 puñados)
- Pacanas orgánicas (1/4 taza)
- Arándanos (1/2 taza)
- Aderezo Tahini (2 cucharadas)

Método

- Comienza agregando la mezcla de ensalada de primavera en un tazón mediano. Agrega el resto de los ingredientes.
- Mezcla durante al menos dos minutos.
- Agrega el aderezo de tahini en la parte superior.
- ¡Disfruta!

Tarta De Pera

Ingredientes

Para tartas

• Peras (3)

Para la corteza

• Diente de ajo (2)
• Sal (Una pizca)
• Rúgula (2 Tazas)
• Aceite de oliva (2 cucharadas.)
• Piñones (1/4 tazas)

Método

• Comienza con el molde de tarta de queso. Coloca papel pergamino dentro.
• Saque un procesador de alimentos y coloca todos los ingredientes de la"corteza" dentro. Procesa durante dos minutos
• Coloca dos cucharadas de esta mezcla en el molde para pastel de queso.
• Ahora, comienza a cortar la fruta y agrega a la sartén.
• Escurre el agua del tomate al fregadero.
• Coloca la bandeja de queso en el congelador durante 10 minutos. Cubre con hojas de rúcula (si lo deseas).
•¡Disfruta!

Envoltura de Higo y Hummus

Ingredientes

Para la envoltura

• Espinacas (2 Tazas)
• Aceitunas negras picadas (1/3 de taza)
• Aguacate Rebanado (1)
• Hojas de Col Verde (2)
• Calabacín (1/2 taza)
• Hummus (1/2)

Para el hummus

• Ajo Picado (2 cucharadas)
• Comino molido (1/2 cucharadita)
• Sal (1 cucharadita)
• Higos (2 Tazas)
• Tahini (1/3 taza)
• Jugo de limón (1/3 taza)
• Semillas de sésamo (1/2 taza)

Método

• Comience cortando hojas y retira los tallos de las hojas de col. Debería hacer
cuatro piezas.
• Agarra las hojas de espinaca y pon encima cada pieza. Ahora, empieza a añadir el hummus (visita a siguiente sección sobre cómo preparar hummus) en la parte inferior de cada hoja.
• Cubra con aceitunas negras, calabacín y aguacate.

Para el hummus

• Agarra un procesador de alimentos. Añade todos los ingredientes. Procesa hasta que quede suave.
• Añade a la receta como se indica anteriormente.

Delicia de Col

Ingredientes

• Semillas de girasol (1 taza)
• Sal (Una pizca)
• Nuez moscada fresca (1/4 cucharaditas)
• Cebollas Picadas (1/4 Taza)
• Repollo En Cuadritos (2 Tazas)
• Pimienta (Pizca)
• Perejil fresco (1 cucharada)
• Diente de ajo (1)
• Piñones (1/4 taza)
• Aceite de oliva (3 cucharadas)

Método

• Saca un molinillo de café. Coloca las semillas de girasol dentro y comienza a moler. Deberían parecer migajas.
• Remueve las semillas de girasol molidas y agrega a un procesador de alimentos por separado.
• Agrega los ingredientes restantes y procesa por cinco minutos. Debe convertirse en una pasta.
• Saca un tazón mediano y agrega en la mezcla. Coloca en la nevera durante 30 min.
• Saca al menos una cucharadita de mezcla y comience a hacer una bola.
• Activa el horno y comienza a colocar las bolas en una bandeja. Establecer en 335F y dejar reposar por 3 horas
•¡Disfruta!

Fideos De Coco

Ingredientes

Para la salsa

- Coco Crudo (1 Taza)
- Jugo de limón (1/3 taza)
- Sal (1 cucharadita)
- Perejil Fresco (Una pizca)
- Dientes de ajo (2)
- Stevia orgánica (1 gota)
- Agua (3/4 taza)
- Aceite de oliva (1 cucharadita)

Para los fideos

- Calabacín en rodajas finas (2 tazas)

Método

- Saca la licuadora. Agrega todos los ingredientes para la "salsa" y mezcla hasta
que esté suave.
- Ahora, toma el calabacín en rodajas y mezcla en un recipiente aparte con la salsa.
- ¡Disfruta!

Postres

Bolas de Limón

Ingredientes

Ingredientes Húmedos

• Jugo de limón (3 cucharadas.)
• Jarabe de arce (1/3 taza)
• Extracto de almendra (1/2 cucharadita)
• Aceite de coco derretido (1 cucharada)
• Cáscara de limón (1 cucharada)

Ingredientes secos

• Sal (Una pizca)
• Coco Rallado (1 Taza)
• Avena Enrollada (1 Taza)
• Cúrcuma (1/4 Cucharada)
• Semillas de chía (1 cucharada)
• Semillas de hemp (2 cucharadas)
• Maca en Polvo (1/2 cucharadita)

Método

• Saca el procesador de alimentos. Agrega todos los ingredientes "secos" en el procesador durante dos minutos.
• Ahora, agrega los ingredientes "húmedos". Pulsa hasta que la mezcla esté pegajosa.
• Saca un tazón mediano y agrega la mezcla. Colocar en nevera durante 15 min.

• Saca de la nevera y comienza a formar bolas. La mezcla debe producir al menos 10-12 bolas.

• Deja en la nevera durante al menos 5 días.

•¡Disfruta!

Pudín de Mango

Ingredientes

- Mango en cubos (1)
- Leche cruda de nuez (1/2 taza)
- Fruta de la pasión (2)
- Cúrcuma (Una pizca)
- Jugo de lima (2 cucharadas)
- Miel (1 cucharada)
- Semillas de chía (1/4 taza)

Método

• Saca un tazón mediano. Añade la cúrcuma, la fruta de la pasión, las semillas de chia, jugo de limón, leche de nuez y miel.
• Revuelve durante 10 minutos. Deja remojar durante la noche en la nevera.
• Ahora, empieza a trabajar en los mangos. Añade a un vaso y cubre con pudín.
•¡Disfruta!

Sorbete de Mango

Ingredientes

- Mango Fresco (2 Tazas)
- Bananas En Rodajas (3)
- Miel (2 cucharadas)

Método:

• Saca el procesador de alimentos. Agrega la fruta y procesa hasta que quede suave. • Toma un tazón mediano y coloca la mezcla dentro. Pon en el congelador por a
menos 4 horas
• Ahora, agrega en los tazones para servir y cubre con miel. Haz esto uniformemente.
•¡Disfruta!

Bocaditos de Lima

Ingredientes

Para la salsa

• Almendras (2 Tazas)
• Dátiles (2 Tazas)
• Jengibre (Pizca)
• Aceite de coco (1 cucharada)
• Mantequilla de almendras (1 cucharada)
• Chile Pequeño (1/2)
• Jugo de limón (3 cucharadas.)
• Anacardos crudos (2 tazas)
• Pimienta Negra (Pizca)

Método

• Saca la licuadora y coloca todos los ingredientes dentro. Mezcla hasta que esté suave.
• Ahora, saca la mezcla y comienza a dar forma a las bolas (el tamaño depende de ti).
• Poner en el congelador durante la noche.
• Por la mañana, sácalos y coloca la bandeja de bolas en el refrigerador por otras 12
horas
•¡Disfruta!

Pudín de Durazno

Ingredientes

• Melocotones en cubos (2)
• Leche cruda de nuez (1/2 taza)
• Fruta de la pasión (2)
• Cúrcuma (Una pizca)
• Jugo de lima (2 cucharadas)
• Miel (1 cucharada)
• Semillas de chía (1/4 taza)

Método

• Saca un tazón mediano. Añade la cúrcuma, la fruta de la pasión, las semillas de chia, jugo de limón, leche de nuez y miel.
• Revuelve durante 10 minutos. Deja remojar durante la noche en la nevera.
• Ahora, empieza a trabajar en los melocotones. Añádelos a un vaso y cubre con pudín.
•¡Disfruta!

Galletas de Zarzamora

Ingredientes

Para galletas

- Sal (Una pizca)
- Coco rallado (1/4 taza)
- Dátiles de Medjool sin hueso (3/4 taza)
- Extracto de vainilla (1 cucharadita)
- Tahini crudo (1 taza)
- Polvo de Mesquite (1/2 cucharadita)
- Canela (1/2 cucharadita)

Para rellenar

- Zarzamoras (2/3 taza)
- Semillas de chía (1 cucharadita)
- Jarabe de arce (2 cucharaditas)

Método

• Saca el procesador de alimentos y agrega las semillas de chía, el jarabe de arce y las frutas. Mezcla hasta que esté suave.
• Saca un tazón mediano y coloca la mezcla dentro.
• Refrigera durante 45 minutos.
• Ahora, pasemos a las "galletas". Saca un plato (con papel pergamino).
• Coloca las dátiles Medjool en un procesador de alimentos. Debería crear un textura de pasta.
• Agrega los ingredientes restantes. Procesa.
• Ahora, comienza a usar una cucharilla y crea cookies.

• Presiona en la placa forrada para crear una forma de galleta. Usando el dedo, presione en el centro de cada cookie para crear un espacio (se utilizará más adelante).
• Coloca las galletas en la nevera durante al menos 20 minutos. Deberían ponerse duras.
• Es hora de armar las galletas ahora.
• Retira las galletas y el relleno del refrigerador.
• Toma una cucharada de relleno y colócala en cada espacio de la galleta que se dejó antes.
•¡Disfruta!

Sorbete de Manzana

Ingredientes

• Manzanas Frescas (2 Tazas)
• Bananas En Rodajas (3)
• Miel (2 cucharadas.)

Método:

• Saca el procesador de alimentos. Agrega la fruta y procesa hasta que quede suave. • Toma un tazón mediano y coloca la mezcla dentro. Pon en el congelador por a
menos 4 horas
• Ahora, agrega en los tazones para servir y cubre con miel. Haz esto uniformemente.
•¡Disfruta!

Trufas De Pecán

Ingredientes

- Dátiles Medjool (8)
- Pacanas (2 Tazas)
- Arándanos rojos secos (1 Taza)
- Aceite de coco orgánico derretido (2 cucharadas)
- Polvo de vainilla (1/2 cucharadita)
- Polvo de cacao crudo (1/4 taza)

Método

- Coge el procesador de alimentos y agrega todos los ingredientes (menos los arándanos). Procesa hasta formar una migaja.
- Ahora, agrega los arándanos. Pulsa tres veces
- Comienza a eliminar pequeñas cantidades de la mezcla y crea bolas con tus
manos.
- Coloca en la nevera durante 15 minutos. Asegúrate de que estén firmes antes de sacarlas.
- ¡Disfruta!

Helado de Calabaza

Ingredientes

- Agua (1 taza)
- Anacardos crudos (2 tazas)
- Jarabe de arce (1/3 taza)
- Calabaza (1 taza)
- Carne De Coco (2 Tazas)
- Polvo de vainilla (1 cucharadita)
- Dátiles de Medjool sin hueso (4)

Método

- Coloca los ingredientes en la licuadora. Asegúrate de que se forme la masa gruesa.
- Saca un tazón mediano y vierta la mezcla.
- Coloca el recipiente en el congelador durante seis horas.
- Saca del congelador y déjalo en una mesa / mostrador durante 20 minutos para descongelar.
- ¡Disfruta!

Helado de Tahini

Ingredientes

• Jarabe de arce (1 taza)
• Agua (2 Tazas)
• Sal (Una pizca)
• Canela (Pizca)
• Semillas de calabaza (2 tazas)
• Tahini orgánico (1/2 taza)

Método

• Coge la máquina para hacer helados y coloca todos los ingredientes.
• Asegúrate de hacer una pequeña prueba de sabor antes de servir. Si es necesario, por favor endulza con jarabe de arce adicional como desees.
•¡Disfruta!

Galletas de Cereza

Ingredientes

Para galletas

• Sal (Una pizca)
• Coco rallado (1/4 taza)
• Dátiles de Medjool sin hueso (3/4 taza)
• Extracto de vainilla (1 cucharadita)
• Tahini crudo (1 taza)
• Polvo de Mezquite (1/2 cucharadita)
• Canela (1/2 cucharadita)

Para rellenar

• Cerezas picadas (2/3 taza)
• Semillas de chía (1 cv.)
• Jarabe de arce (2 cv.)

Método

• Saca el procesador de alimentos y agrega las semillas de chía, el jarabe de arce y las frutas. Mezcla hasta que esté suave.
• Saca un tazón mediano y coloca la mezcla dentro.
• Refrigera durante 45 minutos.
• Ahora, pasa a las "galletas". Saca un plato (con papel pergamino).
• Coloca las dátiles Medjool en un procesador de alimentos. Debería crear un textura de pasta.
• Agrega los ingredientes restantes. Procesa.
• Ahora, comienza a usar una cucharilla y crea galletas.

• Presiona en la placa forrada para crear una forma de galleta. Usando el dedo, presione en el centro de cada galleta para crear un espacio (se utilizará más adelante).

• Coloca las galletas en la nevera durante al menos 20 minutos. Deberían estar duras.

• Es hora de armar las galletas ahora.

• Retira las galletas y el relleno del refrigerador.

• Toma una cucharada de relleno y colócala en cada espacio que se creó antes.

•¡Disfruta!

Sorbete Único

Ingredientes

• Bayas de goji frescas (2 tazas)
• Manzanas Frescas (1 Taza)
• Bananas En Rodajas (3)
• Miel (2 cucharadas.)

Método:

• Saca el procesador de alimentos. Agrega la fruta y procesa hasta que quede suave. • Toma un tazón mediano y coloca la mezcla dentro. Pon en el congelador por lo
menos 4 horas
• Ahora, agrega en los tazones para servir y cubre con miel. Haz esto uniformemente.
•¡Disfruta!

Helado de Chocolate con Mango

Ingredientes

- Agua (1 taza)
- Anacardos crudos (2 tazas)
- Jarabe de arce (1/3 taza)
- Mango (1 taza)
- Carne De Coco (2 Tazas)
- Chips de chocolate veganos (1/3 taza)
- Polvo de vainilla (1 cucharadita)
- Dátiles de Medjool sin hueso (4)

Método

- Coloca los ingredientes (menos las chispas de chocolate) en la licuadora. Asegúrate que se forme una masa espesa.
- Saque un tazón mediano y vierta la mezcla. Ahora, agrega las chispas de chocolate
- Coloca el recipiente en el congelador durante seis horas.
- Saca del congelador y déjalo en una mesa/mostrador durante 20 minutos para descongelar.
- ¡Disfruta!

Donas Glaseadas

Ingredientes

- Sal (Una pizca)
- Nueces crudas (1/3 taza)
- Coco Rallado Crudo (1 Taza)
- Dátiles Medjool (4)
- Agave crudo (2 cucharadas)
- Extracto de vainilla (1/2 cucharadita)
- Canela molida (1/4 cucharaditas)

Método

- Saca el procesador de alimentos. Agrega el coco rallado y pulsa hasta que una mezcla aceitosa se forme.
- Ahora, agrega la canela, la sal, las nueces y la vainilla. Procesa hasta que quede suave.
- Agrega las dátiles y sigue el proceso durante dos minutos.
- Agrega el agave y sigue procesando hasta que la mezcla se amontone.
- Retira la mezcla en porciones pequeñas y comienza a crear bolas con las manos.
- Coloca estas donas en un deshidratador durante 2 horas (a 125F).
- ¡Disfruta!

Sorbete de Albaricoque

Ingredientes

• Albaricoques Frescos (2 Tazas)
• Bananas En Rodajas (3)
• Miel (2 cucharadas.)

Método:

• Saca el procesador de alimentos. Agrega la fruta y procesa hasta que quede suave.
• Toma un tázón mediano y coloca la mezcla dentro. Mete en el congelador por al
menos 4 horas
• Ahora, agrega en los tazones para servir y cubre con miel. Haz esto uniformemente.
•¡Disfruta!

Mantequilla De Canela con Arce

Ingredientes

- Extracto de arce (1 Cucharada)
- Canela (1 cucharada)
- Nueces crudas (1 taza)
- Semillas de calabaza crudas (3 tazas)
- Sal (Una pizca)
- Extracto de vainilla (1 cucharadita)
- Azúcar de coco (3/4 taza)

Método

- Saca la licuadora y colócala a alta velocidad. Ahora, agrega nueces y semillas. Mezcla hasta que esté suave.
- Mezcla los ingredientes restantes y licúa hasta que quede suave.
- ¡Disfruta!

Helado de Pistacho

Ingredientes

- Agua (1 taza)
- Anacardos crudos (2 tazas)
- Jarabe de arce (1/3 taza)
- Pistachos (1/2 taza)
- Carne De Coco (2 Tazas)
- Polvo de vainilla (1 cucharadita)
- Dátiles de Medjool sin hueso (4)

Método

- Coloca los ingredientes en la licuadora. Asegúrate de que se crea la masa gruesa.
- Saca un tazón mediano y vierte la mezcla.
- Coloca el recipiente en el congelador durante seis horas.
- Saca del congelador y déjalo en una mesa/mostrador durante 20 minutos para descongelar.
- ¡Disfruta!

Corteza de Almendra con Sal

Ingredientes

• Polvo de cacao crudo (1 taza)
• Mantequilla de cacao derretida (1/2 taza)
• Néctar de coco (1 cucharada)
• Almendras picadas (1/2 taza)
• Sal (Una pizca)

Método

• Saca una olla pequeña y agrega la manteca de cacao.
• Agrega el polvo de cacao y comienza a batir durante dos minutos.
• Una vez que esté suave, agrega el néctar de coco y las almendras. Mezcla por dos minutos adicionales.
• Saque una bandeja (con pergamino) y espolvorea sal en su superficie.
• Vierta la mezcla sobre la bandeja.
• Colócalo en la nevera durante 25 minutos y estará listo para comenzar.
•¡Disfruta!

Sorbete de Pera

Ingredientes

- Peras Frescas (2 Tazas)
- Bananas En Rodajas (3)
- Miel (2 cucharadas)

Método:

- Saca el procesador de alimentos. Agrega la fruta y procesa hasta que quede suave.
- Toma un tazón mediano y coloca la mezcla dentro. Ponla en el congelador por al
menos 4 horas
- Ahora, agrega en los tazones para servir y cubre con miel. Haz esto uniformemente.
- ¡Disfruta!

Mantequilla de Miel

Ingredientes

- Miel (1 cucharadita)
- Canela (1 cucharada.)
- Nueces crudas (1 taza)
- Semillas de calabaza crudas (3 tazas)
- Sal (Una pizca)
- Extracto de vainilla (1 cucharadita)
- Azúcar de coco (3/4 taza)

Método

- Saca la licuadora y colócala a alta velocidad. Ahora, agrega en nueces y semillas. Mezcla hasta que esté suave.
- Mezcla los ingredientes restantes y licúa hasta que quede suave.
- ¡Disfruta!

Helado de Almendras

Ingredientes

- Agua (1 taza)
- Anacardos crudos (2 tazas)
- Jarabe de arce (1/3 taza)
- Pistachos (1/2 taza)
- Almendras (1/2 taza)
- Carne De Coco (2 Tazas)
- Polvo de vainilla (1 cucharadita)
- Dátiles de Medjool sin hueso (4)

Método

- Coloca los ingredientes en la licuadora. Asegúrate de que se forme una masa gruesa.
- Saca un tazón mediano y vierte la mezcla.
- Coloca el recipiente en el congelador durante seis horas.
- Saca del congelador y déjalo en una mesa / mostrador durante 20 minutos para descongelar.
- ¡Disfruta!

Corteza de Nuez

Ingredientes

- Polvo de cacao crudo (1 taza)
- Mantequilla de cacao derretida (1/2 taza)
- Néctar de coco (1 cucharada)
- Nueces picadas (1/2 taza)
- Sal (Una pizca)

Método

- Saca una olla pequeña y agrega la manteca de cacao.
- Agrega el polvo de cacao y comienza a batir durante dos minutos.
- Una vez que esté suave, agrega el néctar de coco y las nueces. Mezcla por dos minutos adicionales.
- Saca una bandeja (con pergamino) y espolvorea sal en su superficie.
- Vierte la mezcla sobre la bandeja
- Colócala en la nevera durante 25 minutos y estará lista para servir.
- ¡Disfruta!

Sorbete de Arándanos

Ingredientes

- Arándanos Frescos (2 Tazas)
- Bananas En Rodajas (3)
- Miel (2 cucharadas)

Método:

• Saca el procesador de alimentos. Agrega la fruta y procesa hasta que quede suave. • Toma un tazón mediano y coloca la mezcla dentro. Pon en el congelador por al menos 4 horas
• Ahora, agrega en los tazones para servir y cubre con miel. Haz esto uniformemente.
•¡Disfruta!

Mantequilla de Canela y Melaza

Ingredientes

- Melaza negra (1 cucharadita)
- Canela (1 cucharada.)
- Nueces crudas (1 taza)
- Semillas de calabaza crudas (3 tazas)
- Sal (Una pizca)
- Extracto de vainilla (1 cucharadita)
- Azúcar de coco (3/4 taza)

Método

- Saca la licuadora y colócala a alta velocidad. Ahora, agrega nueces y semillas. Mezcla hasta que esté suave.
- Vierte los ingredientes restantes y mezcla hasta que quede suave.
- ¡Disfruta!

Helado de Calabaza (Butternut)

Ingredientes

- Agua (1 taza)
- Anacardos crudos (2 tazas)
- Calabaza picada desecada (1/2 taza)
- Jarabe de arce (1/3 taza)
- Pistachos (1/2 taza)
- Carne De Coco (2 Tazas)
- Polvo de vainilla (1 cucharadita)
- Dátiles de Medjool sin hueso (4)

Método

- Coloca los ingredientes en la licuadora. Asegúrate de que se forme la masa gruesa.
- Saca un tazón mediano y vierte la mezcla.
- Coloca el recipiente en el congelador durante seis horas.
- Saca del congelador y déjalo en una mesa/mostrador durante 20 minutos para descongelar.
- ¡Disfruta!

Corteza de Maní

Ingredientes

• Polvo de cacao crudo (1 taza)
• Mantequilla de cacao derretida (1/2 taza)
• Néctar de coco (1 cucharada.)
• Cacahuetes picados (1/2 taza)
• Sal (Una pizca)

Método

• Saca una olla pequeña y agrega la manteca de cacao.
• Agrega el polvo de cacao y comienza a batir durante dos minutos.
• Cuando esté suave, agrega el néctar de coco y las nueces. Mezcla por un adicional dos minutos.
• Saca una bandeja (con pergamino) y espolvorea sal en su superficie.
• Vierta la mezcla sobre la bandeja.
• Colócalo en la nevera durante 25 minutos y estará listo para comenzar.
•¡Disfruta!

Sorbete de Arándanos

Ingredientes

- Arándanos Frescos (2 Tazas)
- Bananas En Rodajas (3)
- Miel (2 cucharadas)

Método:

• Saca el procesador de alimentos. Agrega la fruta y procese hasta que quede suave.
• Toma un tazón mediano y coloca la mezcla dentro. Pon en el congelador por al
menos 4 horas
• Ahora, agrega en los tazones para servir y cubre con miel. Haz esto uniformemente.
•¡Disfruta!

Mantequilla de Frutas

Ingredientes

- Mermelada de Manzana (1 cucharada)
- Canela (1 cucharada)
- Nueces crudas (1 taza)
- Semillas de calabaza crudas (3 tazas)
- Sal (Una pizca)
- Extracto de vainilla (1 cucharadita)
- Azúcar de coco (3/4 taza)

Método

- Saca la licuadora y ponla en alta velocidad. Ahora, agrega nueces y semillas. Mezcla hasta que esté suave.
- Vierte los ingredientes restantes y mezcla hasta que quede suave.
- ¡Disfruta!

Helado de Guayaba

Ingredientes

- Agua (1 taza)
- Anacardos crudos (2 tazas)
- Jarabe de arce (1/3 taza)
- Pistachos (1/2 taza)
- Guayaba (1/2 taza)
- Carne De Coco (2 Tazas)
- Polvo de vainilla (1 cucharadita)
- Dátiles de Medjool sin hueso (4)

Método

- Coloca los ingredientes en la licuadora. Asegúrate de que se forme una masa gruesa.
- Saca un tazón mediano y vierte la mezcla.
- Coloca el recipiente en el congelador durante seis horas.
- Saca del congelador y déjalo en una mesa/mostrador durante 20 minutos para descongelar.
- ¡Disfruta!

Fideos Fritos de Chirivía

Ingredientes

- Polvo de cacao crudo (1 taza)
- Mantequilla de cacao derretida (1/2 taza)
- Néctar de coco (1 cucharada.)
- Anacardos picados (1/2 taza)
- Sal (Una pizca)

Método

- Saca una olla pequeña y agrega la manteca de cacao.
- Agrega el polvo de cacao y comienza a batir durante dos minutos.
- Una vez que esté suave, agrega el néctar de coco y los anacardos. Mezcla por dos minutos adicionales.
- Saca una bandeja (con pergamino) y espolvorea sal en su superficie.
- Vierte la mezcla sobre la bandeja
- Ponlo en la nevera durante 25 minutos y estará listo para servir.
- ¡Disfruta!

Sorbete de Kiwi

Ingredientes

- Kiwis frescos (2 tazas)
- Bananas En Rodajas (3)
- Miel (2 cucharadas)

Método:

- Saca el procesador de alimentos. Agrega la fruta y procesa hasta que quede suave.
- Toma un tazón mediano y coloca la mezcla dentro. Pon en el congelador por al
menos 4 horas
- Ahora, agrega en los tazones para servir y cubre con miel. Haz esto uniformemente.
- ¡Disfruta!

Mantequilla De Banana

Ingredientes

- Puré de banana (1 cucharada)
- Canela (1 cucharada)
- Nueces crudas (1 taza)
- Semillas de calabaza crudas (3 tazas)
- Sal (Una pizca)
- Extracto de vainilla (1 cucharadita)
- Azúcar de coco (3/4 taza)

Método

- Saca la licuadora y ponla a alta velocidad. Ahora, agrega nueces y semillas. Mezcla hasta que esté suave.
- Vierte los ingredientes restantes y mezcla hasta que quede suave.
- ¡Disfruta!

CONCLUSIÓN

Se necesita un compromiso total para hacer con éxito el cambio a una dieta de alimentos crudos. Ayuda mucho si toda tu familia está a bordo. Sin embargo, si no lo están, todavía puedes hacer que esto funcione. Es posible que desees servirles una comida cruda de vez en cuando para que no se sientan excluidos.

El hecho es que una dieta de alimentos crudos es extremadamente saludable para ti y puede ayudar a resolver ciertos problemas de salud como enfermedades del corazón. También puede darte más energía y promover la larga vida. Sin embargo, es importante tener en cuenta que tampoco es para todos. Si deseas hacer el cambio pero no sabes si es seguro, simplemente comunícate con tu médico.

Este eBook está diseñado para brindarte un inicio rápido en el mundo de los alimentos crudos. Recuerda que siempre puedes ampliar tus conocimientos visitando a un especialista, leyendo un libro o incluso buscando en línea. Hay muchas recetas e ideas que ayudarán a que tu transición se realice sin problemas.

Si probaste la dieta y no estás seguro de que sea para ti, quédate con ella durante al menos unas semanas. Es importante mantener un diario para que puedas registrar tu progreso. De esa manera puedes saber si tu salud realmente está mejorando o no. La mayoría de las veces, la salud definitivamente mejorará. Si no es así, es necesario que veas a un médico.

Lo más importante, diviértete con tu nuevo cambio de estilo de vida. Es imprescindible que te hagas cargo de tu salud alimentándote con los alimentos adecuados. La dieta de alimentos crudos puede llevarte un paso más cerca de alcanzar el estado de salud que siempre has soñado.

www.ingramcontent.com/pod-product-compliance
Lightning Source LLC
Chambersburg PA
CBHW051710020426
42333CB00014B/919